Disha Gupta
Ashtha Arya
Gourav Thapak

Desinfecção de canais

Disha Gupta
Ashtha Arya
Gourav Thapak

Desinfecção de canais

Uma mudança de paradigma

ScienciaScripts

Cover image: www.ingimage.com

This book is a translation from the original published under ISBN 978-620-8-11618-7.

Publisher:
Sciencia Scripts
is a trademark of
Dodo Books Indian Ocean Ltd. and OmniScriptum S.R.L publishing group

120 High Road, East Finchley, London, N2 9ED, United Kingdom
Str. Armeneasca 28/1, office 1, Chisinau MD-2012, Republic of Moldova, Europe
Printed at: see last page
ISBN: 978-620-8-16435-5

RECONHECIMENTO

"A arte suprema do professor é despertar a alegria na expressão criativa e no conhecimento" - Albert Einstein

A redação deste livro foi possível graças ao apoio e ao encorajamento de numerosas pessoas, e sinto-me privilegiado em agradecer a todos os que o tornaram possível para mim.

A realização deste trabalho não teria sido possível sem a inestimável orientação e cooperação do **Dr. Mandeep S. Grewal**, Professor e meu orientador na dissertação. A sua orientação inestimável, o seu olhar analítico e os seus esforços consolidados para sugerir, conceber, aconselhar e melhorar a dissertação ajudaram-me durante o meu percurso de redação deste trabalho. As palavras são, de facto, um mau substituto para expressar a minha gratidão para com ele.

Com os meus mais profundos cumprimentos, tenho o privilégio de agradecer à minha respeitada co-orientadora, **a Dra. Ashtha Arya**, Professora, pelas suas inestimáveis sugestões, pelo seu inesgotável encorajamento e pelos seus conselhos de mestre. O seu grande interesse pelo assunto, os seus vastos conhecimentos, a sua orientação sagaz e o seu grande sentido de precisão e supervisão especializada têm sido uma grande fonte de inspiração para mim.

Agradeço aos meus respeitados professores, **Dra. Mamta Singla** (Professora), **Dr. Gourav Thapak** (Leitor), **Dra. Ankita Sharma** (Leitora), **Dra. Akanksha Joon** (Professora Titular), **Dra. Shruti Sharma** (Professora Titular) e **Dra. Drishti** (Professora Titular**),** pela sua orientação e encorajamento constantes.

Beneficiei muito com a troca de ideias e experiências com os meus encorajadores colegas pós-graduados**, a Dra. Aarti Joon, o Dr. Arijit Ghosh, a Dra. Sapana, a Dra. Sanjoli Jain** e **o Dr. Vinnie Sachdeva.**

Ficarei sempre em dívida para com os meus pais, **Sr. Dinesh Chand Gupta** e **Sra. Anupama Gupta**, o meu irmão **Dr. Dhruv Gupta** e a minha cunhada **Nancy** pelo seu amor e apoio moral. Agradeço também ao meu marido, **Sr. Sahil Govil**, e aos meus sogros, **a Sra. Sarika Govil e o falecido Sr. Samir Govil**, por todo o seu apoio. Sinto-me abençoada por ter uma família assim.

Por último, mas não menos importante, a minha reverência ao Todo-Poderoso pelas suas inúmeras bênçãos.

Índice

CAPÍTULO 1 : INTRODUÇÃO

O tratamento endodôntico é direcionado para a eliminação de microrganismos do sistema de canais radiculares e para a prevenção da reinfeção[1] . A preparação quimio-mecânica do canal radicular através de uma combinação de instrumentação mecânica e irrigação antibacteriana é uma fase crítica no auxílio à eliminação do tecido pulpar, da microbiota e dos seus subprodutos, e dos detritos orgânicos e inorgânicos[2] , o que a torna a fase mais importante na desinfeção do espaço pulpar .[3]

A influência da persistência bacteriana nos canais radiculares no resultado do tratamento é importante, uma vez que foi demonstrado que as bactérias desempenham um papel importante na persistência ou no aparecimento de lesões de periodontite apical após o tratamento dos canais radiculares[4-12] . Vários estudos revelaram que o resultado do tratamento endodôntico é significativamente influenciado pela presença de bactérias nos canais radiculares no momento da obturação[13-17] indicando que as bactérias persistentes podem sobreviver nos canais tratados. A inflamação pulpar e periapical é uma reação imunológica de autodefesa contra estímulos bacterianos sustentados; por conseguinte, as estratégias para o tratamento endodôntico são direcionadas para a remoção destas bactérias e dos seus subprodutos do sistema de canais radiculares.

Miller foi o primeiro a descrever a presença de uma microbiota caraterística do canal radicular. Ele observou que havia uma diferença entre as bactérias dos dentes com câmaras pulpares abertas e as dos canais radiculares[18] . Observou também que a flora nas partes coronal, média e apical do canal radicular era diferente. A variação na tensão de nutrientes e oxigénio na região apical, em comparação com a do canal principal, são os factores causais da presença de anaeróbios obrigatórios de crescimento lento no local apical .[19]

Os conceitos actuais enfatizam a doença endodôntica como um exemplo de infeção mediada por biofilme[20] . Ricucci& Siqueira[20] revelaram uma prevalência muito alta de biofilmes bacterianos nos canais radiculares apicais de dentes com periodontite apical, tanto não tratados quanto tratados. Assim, a eliminação ou redução significativa dos biofilmes bacterianos endodônticos e a prevenção da recontaminação do canal radicular após o tratamento são os elementos essenciais para o sucesso do tratamento endodôntico.

No entanto, estudos clínicos demonstraram que, mesmo após uma desinfeção quimio-mecânica meticulosa e a obturação dos canais radiculares, as bactérias podem ainda persistir nas porções não instrumentadas e nas complexidades anatómicas do canal radicular[21] As actuais limitações das estratégias de desinfeção endodôntica não se devem apenas ao modo de crescimento bacteriano em biofilme nos canais radiculares, mas também às complexidades anatómicas do sistema de canais radiculares e à estrutura/composição da dentina.

Consequentemente, estratégias avançadas de desinfeção e sistemas de agitação de irrigação são desenvolvidos e testados em Endodontia para contornar estes desafios, optimizando o irrigante ou desinfetante utilizado, ou agitando-os fisicamente de modo a obter o potencial químico maximizado dos irrigantes na redução e remoção do modo causador da infeção, com o objetivo de colocar os irrigantes em contacto direto com todas as superfícies da parede do canal, particularmente para as porções apicais de pequenos canais radiculares, cul de sacs, aletas do canal e istmos.

Para a desinfeção dos canais radiculares, foi desenvolvida tecnologia avançada, como a desinfeção fotoactivada, ultra-sons, endox, ozono, lasers e água electroquimicamente activada. Além disso, o tratamento intensivo do canal radicular com uma substância antibacteriana também continua a ser um complemento importante na eliminação total das bactérias durante o tratamento endodôntico[22] . Os medicamentos intracanais de longa duração são aplicados para inativar as consequências inflamatórias bacterianas entre as consultas de endodontia.[22,23]

Algumas bactérias, principalmente a E faecalis, permanecem no local mesmo após a instrumentação e a irrigação e continuam a multiplicarse, causando reinfeção. Foram experimentados vários medicamentos intracanais, como hidróxido de cálcio, antibióticos, esteróides, etc., e os medicamentos intracanais à base de hidróxido de cálcio são o padrão de ouro.[24] As bactérias localizadas no interior dos túbulos dentinários estão protegidas das células de defesa do hospedeiro, dos antibióticos sistémicos e da preparação quimio-mecânica. Por isso, os medicamentos endodônticos devem ser capazes de penetrar nos túbulos dentinários e matá-las.

Os medicamentos anti-sépticos intracanais podem atuar durante mais tempo no interior do canal radicular. Impedem a multiplicação e recolonização microbiana, matam as bactérias residuais e asseguram a eliminação completa das bactérias do canal radicular. As substâncias intracanais que proporcionam uma boa eficácia antimicrobiana, capacidade de dissolução dos tecidos e biocompatibilidade aceitável, melhorarão o prognóstico do tratamento da periodontite apical [26,27,28]

Esta dissertação destaca o papel de vários irrigantes, medicamentos intracanais e as mais recentes técnicas de desinfeção úteis durante e após a preparação biomecânica, melhorando assim o estado da arte e da ciência do tratamento dos canais radiculares.

CAPÍTULO 2 : DESAFIOS DA INFECÇÃO CONTIDA NO CANAL PULPAR

A. COMPLEXIDADES DO ESPAÇO DO CANAL PULPAR

Antes de discutir os vários irrigantes e técnicas de desinfeção, é importante compreender a complexidade anatómica dos espaços em que residem os microrganismos. As caraterísticas anatómicas normais do espaço pulpar incluem a câmara pulpar com os seus cornos pulpares e orifícios dos canais radiculares e os canais radiculares com os seus canais acessórios, canais laterais, barbatanas, teias, anastomoses e forames apicais. Esta anatomia pode ser alterada pela deposição de dentina secundária e terciária e pela deposição apical de cemento.

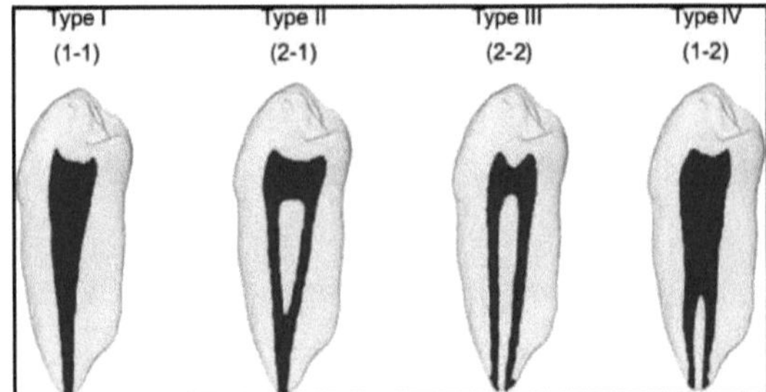

Figura 1: Classificação de Weine do sistema de canais radiculares

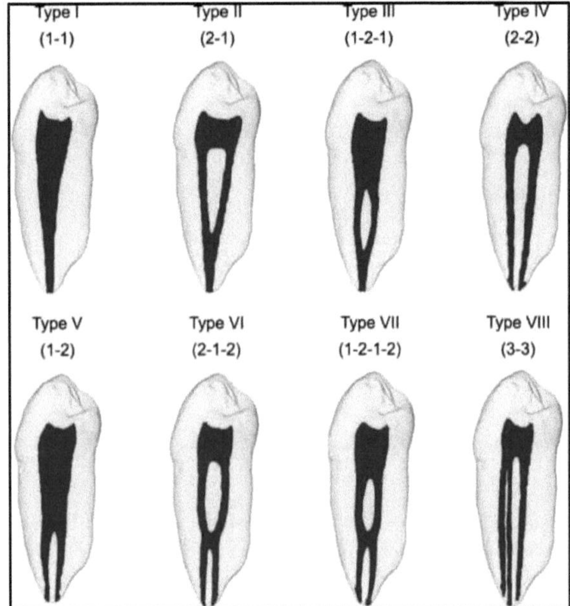

Figura 2: Classificação de Vertucci do sistema de canais radiculares

Weine et al (1969)[29] classificaram os sistemas de canais radiculares em quatro tipos básicos, mas Vertucci et al (1984)30 classificaram-nos posteriormente em oito configurações. A classificação de Vertucci et al (1984)30 pode refletir a realidade complexa dos sistemas de canais.

CLASSIFICAÇÃO DE WEINE (FIGURA 1)

Tipo I: Um único canal radicular estende-se desde a câmara pulpar até ao ápice...

Tipo Il: Canais radiculares separados saem da câmara pulpar e juntam-se perto do ápice para formar um único canal.

Tipo Il: Dois canais radiculares separados saem da câmara pulpar e permanecem separados até ao local de saída.

Tipo IV: Três canais radiculares separados e distintos estendem-se desde a câmara pulpar até ao ápice.

Vertucci et al (1984) descalcificaram dentes humanos, injectaram-lhes um corante de hematoxilina e limparam-nos para determinar o número e as configurações dos canais radiculares, a curvatura das raízes e dos canais radiculares em todas as direcções, as ramificações dos canais radiculares principais, a localização dos forames apicais, as anastomoses transversais e a frequência dos deltas apicais (Vertucci et al., 1974) .[31]

CLASSIFICAÇÃO DE VERTUCCI (FIGURA II)

Tipo I: Um único canal que se estende desde a câmara pulpar até ao ápice.

Tipo II: Dois canais separados que saem da câmara pulpar e se unem antes do ápice para formar um canal.

Tipo Ill: Um canal que sai da câmara pulpar e se divide em dois na raiz; os dois fundem-se para sair como um único canal.

Tipo IV: Dois canais separados e distintos que se estendem desde a câmara pulpar até ao ápice.

Tipo V: Um canal que sai da câmara pulpar e se divide a curta distância do ápice em dois canais separados e distintos com forames apicais separados.

Tipo VI: Dois canais separados que saem da câmara pulpar, fundem-se no corpo da raiz e voltam a dividir-se a curta distância do ápice para saírem como dois canais distintos.

Tipo VII: Um canal que sai da câmara pulpar, divide-se e volta a unir-se no corpo da raiz, antes de se voltar a dividir em dois canais distintos a curta distância do ápice.

Tipo VIII: Três canais separados e distintos que se estendem desde a câmara pulpar até ao ápice.

Os sistemas de canais são, no entanto, quase infinitamente variáveis e podem ter múltiplos forames, canais adicionais, aletas, deltas, conexões internas, loops e configurações em forma de C. Furcações e canais laterais também são comuns (Lowman et al., 1973[32] ; Burch e Hulen, 1974[33]). Tudo isto realça os espaços complexos e frequentemente curvos em que residem os microrganismos e o seu substrato e os desafios anatómicos que estão implícitos na sua limpeza (Hess e Zurcher, 1925[34] ; Pineda 1972[35] , Vertucci 1984[30]).

B. NATUREZA DA INFECÇÃO DO ESPAÇO PULPAR E DO BIOFILME

A necrose da polpa dentária e a formação de uma lesão periapical geralmente resultam de infeção microbiana proveniente da cavidade bucal (Siqueira Jr, 2002)[36] , sendo a cárie dentária a fonte mais comum. As polpas desvitalizadas por meios não infecciosos, como o trauma, são altamente susceptíveis à infeção (Langeland,1987).[37] As infecções nestas circunstâncias são oportunistas e apoiadas por nutrientes derivados de restos de tecido pulpar e exsudado do periodonto (Sundqvist, 1994[38] ; Nair, 2004[39]). A invasão de microrganismos no espaço do canal radicular faz-se através dos túbulos dentinários ou por exposição direta da polpa à boca, e segue-se à degradação do esmalte e do cemento.

Quando as barreiras protectoras se quebram, verificou-se que certas espécies invadem mais frequentemente os canais radiculares do que outras (Kantz e Henry, 1974[40] , Wittgow e Sabiston, 1975[41] , Sundqvist, 1994[38]), o que reflecte o ambiente especializado e exigente do canal radicular com a sua baixa tensão de oxigénio, espaço restrito e oportunidades nutricionais (Thilo et al., 1986[42] , Costerton et al., 1994[43] ; Costerton et al., 1999[44] ; Potera, 1999)[45]

Na endodontia, a suscetibilidade das bactérias do biofilme aos agentes padrão, incluindo o hipoclorito de sódio e o hipoclorito de cálcio, é de especial interesse. Os biofilmes são definidos como "populações bacterianas aderentes umas às outras e/ou a superfícies ou interfaces, envolvidas numa matriz de polissacáridos"[44] . Os biofilmes são estruturas altamente organizadas que consistem em aglomerados de bactérias em forma de cogumelo unidos por uma matriz de hidratos de carbono e rodeados por canais de água que fornecem nutrientes e removem resíduos[43,46]

As bactérias sequestradas em biofilmes estão protegidas e são frequentemente muito mais difíceis de matar do que as suas homólogas que flutuam livremente ou "planctónicas"[43] . Os biofilmes foram observados numa série de lesões de doenças bacterianas humanas.[44]

As razões mais comuns para os insucessos na terapia conservadora dos canais radiculares, para além dos problemas de instrumentação, são as bactérias resistentes à terapia conservadora que podem estar envolvidas.[47]

O E. faecalis, um estreptococo do grupo D facultativamente anaeróbio, é uma espécie frequentemente isolada em casos de retratamento de periodontite apical. Pode ser encontrada como monoinfecção ou misturada com uma ou mais espécies.[46] Não é indígena da cavidade oral, indicando que é uma infeção exógena que pode entrar no canal radicular, sobreviver ao tratamento medicamentoso intracanal e persistir após a obturação.

Os factores de virulência da E. Faecalis, como a hemolisina, a gelatinase e a substância de agregação enterocócica (EAS), desempenham um papel importante na sua patogénese.[48] A E. Faecalis parece ser altamente resistente aos medicamentos utilizados durante o tratamento e é um dos poucos organismos que demonstrou resistir ao efeito antibacteriano do hidróxido de cálcio.[49,50] A E. Faecalis também pode sofrer algum tipo de alteração enquanto estiver no sistema de canais radiculares, possivelmente activando algum fator de virulência que a torne mais resistente. Alternativamente, pode formar um biofilme.

Assim, duas observações relevantes são a eficácia geralmente maior dos desinfectantes de concentração mais elevada, mantendo-se todos os outros factores iguais, e a necessidade de os agentes entrarem em contacto direto com os microrganismos que pretendem matar. O aumento da concentração e os métodos de colocar os irrigantes em contacto direto com as bactérias podem, no entanto, ter um custo biológico. Os regimes de irrigação têm de ser eficazes contra o crescimento planctónico e o muito mais resistente biofilme, bem como alcançar, limpar e desinfetar todo o sistema de canais radiculares, incluindo a sua complexa anatomia inerente.

CAPÍTULO 3: SOLUÇÕES DE IRRIGAÇÃO

O sistema de canais radiculares é colonizado por microrganismos em casos de periodontite apical. Atualmente, é impossível eliminar totalmente estes micróbios apenas com instrumentação mecânica. Por conseguinte, são necessários irrigantes para erradicar a infeção intrarradicular. Os irrigantes mais utilizados são :

Hipoclorito de sódio

O hipoclorito de sódio (NaOCl) é a solução de irrigação mais utilizada. Na água, o NaOCl dissocia-se em Na^+ e OCl^- , o ião hipoclorito. Entre pH 4 e pH 7, o cloro do NaOCl existe predominantemente como HClO (ácido hipocloroso), enquanto que acima de pH 9, predomina o OCl- [51,52] . Embora a eficácia antimicrobiana do ácido hipocloroso seja superior à do hipoclorito[52] , nas soluções de NaOCl utilizadas clinicamente, todo o cloro disponível está na forma de OCl^- , uma vez que o pH da solução é normalmente de cerca de 12[53,64] . Infelizmente, devido a vários problemas técnicos (por exemplo, estabilidade da solução), as soluções de NaOCl com um pH mais baixo, que aumentariam a quantidade de ácido hipocloroso disponível, não estão atualmente disponíveis no mercado .[53]

Na terapia endodôntica, as soluções de NaOCl são utilizadas em concentrações que variam de 0,5% a 5,25%[51] . Também estão disponíveis soluções não tamponadas com pH 11-12 em concentrações que variam entre 0,5% e 5,25%, ou a chamada solução de Dakin, que é uma solução tamponada a 0,5% com pH 9,0[51,52] . Não existe qualquer diferença entre estas duas soluções no que respeita à dissolução tecidular ou à eficácia antibacteriana .[51,55]

O NaOCl dissolve os restos pulpares (tecido pulpar vital e necrótico), os compostos orgânicos da dentina e os componentes orgânicos da smear layer[56,57] . A capacidade de dissolução de tecidos do NaOCl é significativamente melhor do que a de todos os outros irrigantes normalmente utilizados[56] . Além disso, foi registada a neutralização de lipopolissacáridos com NaOCl[58].

O hipoclorito de sódio caracteriza-se por ter uma forte atividade antibacteriana com tempos de contacto comparativamente curtos[51,53] . Mesmo a *Candida albicans* resistente foi morta *in vitro* por soluções de NaOCl a 5% e a 0,5%[59] . Além disso, várias bactérias anaeróbias Gram-negativas, tipicamente encontradas na infeção primária do canal radicular, apresentaram uma elevada suscetibilidade ao NaOCl. *A E. faecalis* é muito mais resistente ao NaOCl do que os micróbios acima mencionados. No entanto, apesar da reduzida eficácia do NaOCl contra o *E. faecalis,* o NaOCl tem a capacidade única de romper ou remover biofilmes[60,61] . Num estudo comparativo sobre o efeito de diferentes irrigantes contra os biofilmes de *E. faecalis*, tanto o NaOCl a 6% como o NaOCl a 1% mataram mais de 99,7% das bactérias após tempos de contacto de 1 ou 5 minutos, enquanto a clorexidina a 2% e o MTAD mataram apenas 60,5% e 16% das bactérias dos biofilmes, respetivamente[60] . Por conseguinte, as provas actuais indicam que o NaOCl é nitidamente mais eficaz em tornar as bactérias do biofilme inviáveis e em remover fisicamente o biofilme, em comparação com outros irrigantes normalmente utilizados .[61]

A capacidade de dissolução de tecidos e a eficácia antimicrobiana, bem como a toxicidade do NaOCl, dependem da concentração da solução. Quanto maior for a concentração da solução, maior será a citotoxicidade.[62] A maioria dos estudos *in vivo* não mostrou qualquer diferença significativa na atividade antibacteriana entre soluções a 0,5%, 1%, 2,5% e 5% contra *E. faecalis*[63] e uma flora anaeróbia mista[64,65] . Estudos comparativos não mostraram qualquer diferença significativa na capacidade de dissolução de tecidos entre soluções de NaOCl de maior e menor concentração[66] . De facto, com base em investigações laboratoriais, 1% de NaOCl é suficiente para dissolver o tecido pulpar[67] . A capacidade de dissolução dos tecidos depende da atualização regular da solução irrigante e não da concentração da solução.

A eficácia do NaOCl pode ser melhorada aumentando a temperatura de uma solução menos concentrada[53] . Vários estudos referiram que o NaOCl aquecido dissolvia os tecidos orgânicos significativamente melhor do que as soluções não aquecidas[66,67,68] . Verificou-se que uma solução a 1% a 45°C dissolvia o tecido pulpar tão eficazmente como o NaOCl a 5,25% a 20°C, e que uma solução a 1% a 60°C era significativamente mais eficaz do que uma solução completa não aquecida .[66]

O volume do irrigante também é clinicamente relevante. Um aumento do volume do irrigante utilizado está correlacionado com uma redução dos microrganismos intrarradiculares e uma melhor limpeza do canal[69] . Yamada et al[70] recomendaram pelo menos 10-20 ml de irrigante para cada canal, seguido de uma lavagem final de grande volume após a moldagem.

A estabilidade química e a atividade das soluções de NaOCl podem ser afectadas negativamente por muitos factores[71] . Piskin e Turkun[71] , num estudo, salientaram que todas as soluções apresentavam degradação com o tempo. O NaOCl de alta concentração (5%) decompôs-se muito mais rapidamente quando armazenado a 24°C do que o NaOCl a 0,5%. Soluções contendo 0,5% e 5% de cloro armazenadas a 4°C apresentaram estabilidade satisfatória em 200 dias[71] . Por conseguinte, recomenda-se que as soluções de NaOCl sejam armazenadas no frigorífico e em frascos escuros para evitar a degradação causada pela luz.

CLORHEXIDINA

A CHX tem um amplo espetro antimicrobiano e é eficaz contra bactérias Grampositivas e Gram-negativas, bem como contra leveduras[51] . A CHX é capaz de penetrar na parede celular ou na membrana externa e ataca a membrana citoplasmática ou interna das bactérias ou a membrana plasmática das leveduras .[51]

As soluções de CHX em concentrações de 0,2-2% são consideradas toxicologicamente seguras .[72]

Os estudos em animais revelaram que a utilização de CHX resultou numa boa regeneração periapical e sem indicação de inflamação[73] . Estes resultados foram apoiados por um estudo histopatológico em cães, que avaliou a regeneração periapical utilizando CHX a 2% como irrigação do canal radicular[103] . As reacções de hipersensibilidade incluem a dermatite de contacto e a fotossensibilidade. Tanto a aplicação de CHX nas membranas mucosas como na pele intacta pode causar reacções alérgicas. Por conseguinte, é importante ter em conta este risco potencial da CHX.

De acordo com vários estudos *in vitro*, a CHX tem um efeito antimicrobiano acentuado sobre *E. faecalis* após um curto período de contacto, mesmo em concentrações comparativamente baixas[74-76] . A CHX foi melhor na eliminação de *E. faecalis* do que o NaOCl. A CHX também foi considerada um agente antifúngico muito eficaz. Em vários estudos, a CHX foi muito eficaz na eliminação de *C. albicans* em condições *in vitro*[77,78] . Estes dois microrganismos (*E. faecalis* e *C. albicans)* são responsáveis pelos insucessos endodônticos[79] em aproximadamente 75% dos casos de retratamento associados à periodontite apical. Uma vez que a CHX é altamente eficaz contra as bactérias Gram-positivas e tanto *a E. faecalis* como *a C. albicans*, recomenda-se a utilização da CHX em casos de retratamento.

Devido às suas propriedades catiónicas, a CHX pode ligar-se à dentina e ao esmalte[80] e é gradualmente libertada ao longo do tempo. Devido a este fenómeno de substantividade, que não foi observado com nenhum outro irrigante, a CHX tem uma atividade antimicrobiana prolongada[53,54] . Após 10 minutos de irrigação, foi observado um prolongamento do efeito antimicrobiano de cerca de 12 semanas[81] . Assim, a CHX é o único irrigante cujo efeito antimicrobiano ultrapassa a duração da irrigação.

Ao contrário do NaOCl, a CHX não possui qualquer capacidade de dissolução de tecidos[51] , e é incapaz de remover a smear layer ou neutralizar os lipopolissacáridos, que são benefícios óbvios do NaOCl. Só devido a estas diferenças é que a CHX não pode substituir o NaOCl como padrão de ouro dos irrigantes dos canais radiculares. Além disso, a CHX parece ser menos eficaz contra as bactérias Gram-negativas (que predominam na infeção endodôntica primária)[82] . Outros pontos fracos da CHX incluem a sua suscetibilidade à presença de material orgânico; o efeito antimicrobiano da CHX é fortemente reduzido pela presença de dentina, exsudados inflamatórios, albumina sérica, matriz dentinária e células mortas pelo calor de *E. faecalis* e *C. albicans*[638] . Estes resultados podem explicar o fraco desempenho *in vivo* da CHX em comparação com os resultados *in vitro* .[51]

PERÓXIDO DE HIDROGÉNIO

O peróxido de hidrogénio (H2O2) é utilizado no tratamento endodôntico, numa concentração entre 3% e 5%. As soluções de H2O2 são quimicamente estáveis e o H2O2 é ativo contra bactérias, leveduras e vírus[51] devido à produção de radicais livres de hidroxi (·OH). Esses radicais atacam vários componentes celulares, como proteínas e DNA .[51,52]

A eficiência antimicrobiana e a capacidade de dissolução de tecidos do H2O2 são fracas em comparação com o NaOCl. Anteriormente, pensava-se que um protocolo de irrigação que empregasse NaOCl e H2O2 alternadamente poderia ter efeitos benéficos na limpeza do canal e reduzir os microrganismos intrarradiculares, mas isso não foi comprovado cientificamente. Vários estudos mostraram que uma combinação de NaOCl e H2O2 resultou numa redução acentuada da capacidade de dissolução dos tecidos e da eficiência antibacteriana do NaOCl[79] . De facto, uma combinação destas duas soluções resultou num efeito borbulhante como resultado da reação química. O oxigénio evapora-se do peróxido aquoso e o NaOCl reage com o cloreto de sódio[62] , tornando ambas as soluções de irrigação inúteis.

H2O2 + NaOCl → O2 + H2O + NaCl

Estudos recentes sobre a combinação de CHX e H2O2 a baixas concentrações encontraram uma atividade antimicrobiana significativamente maior contra *E. faecalis* do que os medicamentos testados isoladamente. Por outras palavras, a combinação das soluções matou *a E. faecalis* em concentrações muito mais baixas do que cada irrigante poderia fazer isoladamente .[79]

COMPOSTOS DE IODO

O iodo pode penetrar nos microrganismos e atacar as moléculas celulares, como as proteínas, os nucleótidos e os ácidos gordos[51] , provocando a morte celular. Os compostos de iodo são bactericidas, fungicidas e virucidas[51] . Uma vez que as soluções aquosas de iodo são instáveis e o iodo molecular (I_2) apresenta a atividade antimicrobiana mais acentuada, é utilizado o iodo potássico (IPI) (2% de iodo em 4% de iodo potássico) em endodontia .[51]

Existem dois problemas principais associados à utilização clínica de compostos de iodo como irrigante dos canais radiculares. Em primeiro lugar, o iodo é um alergénio muito potente, pelo que existe um risco elevado de uma reação alérgica. Em segundo lugar, as substâncias normalmente encontradas no canal radicular inibem a eficácia antimicrobiana do iodo. Por exemplo, o pó de dentina, a matriz orgânica de dentina, as células mortas pelo calor de *E. faecalis* e *C. albicans* apresentaram um efeito inibitório tanto no IPI a 0,2% como a 0,4%[83] . Um problema menor é o facto de o iodo ter também o potencial de manchar a dentina. Por estas razões, o IPI não pode ser considerado um irrigante de primeira escolha.

MTAD

O MTAD é uma mistura de tetraciclina (doxiciclina, 3%), ácido cítrico (4,25%) e detergente (Tween 80, 0,5%), com um pH de 2,15; o produto comercial é o Biopure (Tulsa Dentsply, Tulsa OK, EUA). O MTAD é eficaz na remoção da smear layer devido ao seu pH baixo. . É interessante o facto de o MTAD ter mostrado uma boa capacidade de dissolução de tecidos apenas quando o NaOCl foi utilizado durante a instrumentação[85] . Por conseguinte, a recomendação clínica é utilizar NaOCl a 1,3% durante a instrumentação, seguido de MTAD como irrigação final. O MTAD parece ser menos citotóxico do que o H_2O_2 a 3%, o NaOCl a 5,25%, o colutório de CHX e o EDTA, mas mais citotóxico do que o NaOCl a 2,63% e a 1,31%[86] . Além disso, o MTAD parece influenciar negativamente as propriedades físicas da dentina ou a força de ligação dos adesivos à dentina.[87,88]

Alguns estudos concluíram que o MTAD tem uma boa atividade antibacteriana contra *E. faecalis*[89,90] , mas tal não foi apoiado por outras investigações. As soluções de NaOCl (5%) e CHX foram ambas mais eficazes contra *E. faecalis* e *C. albicans* do que o MTAD[91,92] . Verificou-se que tanto o NaOCl a 1% como o NaOCl a 6% foram mais eficazes na eliminação de biofilmes de *E. faecalis* do que o MTAD[60]

A utilização alternada de NaOCl e MTAD pode potencialmente causar a coloração iatrogénica dos dentes com tetraciclina .[93]

COMPOSTOS FENÓLICOS

Estes irrigantes são relativamente ineficazes em condições clínicas[94] e, com base nos relatórios de numerosos estudos, existem provas científicas claras de que as soluções que contêm paramonoclorofenol canforado são irritantes e apresentam efeitos tóxicos nos tecidos saudáveis[95] . Em geral, os compostos fenólicos são avaliados como "incompatíveis com uma abordagem biológica do tratamento endodôntico"[96] e são considerados obsoletos.

Soluções de irrigação para remover a Smear Layer

EDTA

O ácido etilenodiaminotetracético (EDTA), numa solução a 17% (pH 7), remove eficazmente a smear layer, quelando os componentes inorgânicos da dentina[51] . O EDTA quase não tem atividade antibacteriana[51] , é altamente biocompatível, pode desmineralizar a dentina intertubular e reduz a dureza da superfície da dentina da parede do canal radicular[53] . A exposição prolongada ao EDTA pode enfraquecer a dentina radicular[97] e, assim, aumentar o risco de criar uma perfuração durante a instrumentação mecânica do canal radicular.

De acordo com os resultados de estudos preliminares, a alternância de NaOCl e EDTA parece ser muito promissora[98] . Esta combinação parece aumentar a capacidade de dissolução tecidular do NaOCl[98] e é mais eficaz na redução de micróbios intrarradiculares do que o NaOCl isolado[65] . O EDTA faz com que o NaOCl perca a sua capacidade de dissolução tecidular.[99] Por conseguinte, o EDTA e o NaOCl devem ser utilizados separadamente e o EDTA nunca deve ser misturado com NaOCl[51] . Após a irrigação dos canais com EDTA, devem ser finalmente utilizados 2 ml de NaOCl para neutralizar os efeitos ácidos do EDTA e permitir que o NaOCl penetre nos túbulos dentinários, que são abertos após a utilização do EDTA.

ÁCIDO CÍTRICO

Concentrações que variam de 1 a 40% têm sido usadas em endodontia para remover a smear layer. Em comparação com o EDTA, o ácido cítrico a 10% parece ser mais eficaz na remoção da smear layer[99] e na dissolução da dentina em pó .[100]

Em resumo, tanto o EDTA como o ácido cítrico podem remover a smear layer de forma eficaz[51,101] . A remoção da smear layer é um passo crucial para facilitar a desinfeção do sistema de canais radiculares. Em primeiro lugar, os microrganismos incorporados na smear layer são eliminados e a limpeza do canal é melhorada. Em segundo lugar, foi demonstrado que a remoção da smear layer melhora o efeito antimicrobiano dos medicamentos intrarradiculares na camada mais profunda da dentina[102]

Irrigantes para secar o canal radicular

O enxaguamento do canal radicular com álcool antes da obturação tem sido praticado de forma anedótica[103] . O álcool reduz a tensão superficial dos irrigantes e dos cimentos dos canais radiculares[104] . A redução da tensão superficial de um fluido ou de um cimento aumenta o fluxo de fluido para os túbulos dentinários. Assim, o álcool irá espalhar-se pelos túbulos dentinários e secar o canal radicular à medida que se evapora. Num estudo publicado, foi demonstrado que um enxaguamento final com álcool a 95% antes da obturação do canal radicular resultou num aumento da penetração do cimento e, consequentemente, numa diminuição das fugas[103] . Por conseguinte, pode recomendar-se um enxaguamento final de aproximadamente 3 ml de álcool etílico a 95% por canal, a fim de melhorar a capacidade de selamento da obturação do canal radicular.

CAPÍTULO 4 : PAPEL DOS MEDICAMENTOS INTRACANAIS NA ENDODONTIA

1. Como agente antibacteriano

É utilizada medicação antibacteriana intracanal para eliminar quaisquer bactérias residuais que não tenham sido removidas pela preparação do canal. Durante o período entre consultas, foi demonstrado que as bactérias que sobrevivem à instrumentação e à irrigação aumentam rapidamente em número nos canais radiculares vazios (Bystrom & Sundqvist 1981, 1983, 1985). Foi demonstrado que uma desinfeção eficaz do canal radicular é importante para o sucesso da cicatrização das lesões periapicais (Bystrom & Sundqvist 19 87). [105,106]

Para justificar a utilização destes medicamentos, a sua atividade antibacteriana deve ser significativamente superior ao seu efeito citotóxico (Messer & Feigal 1985)[107] . Para ser eficaz, o medicamento deve estar em contacto com as bactérias residuais em concentração suficiente. Considera-se que os medicamentos em forma de vapor actuam a "longa distância". No entanto, a maior difusibilidade destes medicamentos pode ter efeitos adversos. Foi relatada a penetração de medicamentos citotóxicos em forma de vapor no periodonto com consequências indesejáveis (Cambruzzi & Greenfeld 1983, Kopczyk *et al,* 1986)[108] , os medicamentos do tipo formaldeído e fenol têm o potencial de se distribuírem amplamente no corpo (Pashley *et al,* 1980, Block *et al.* 1983, Fager & Messer 1986, Hata *et al.* 1989), Além disso, os medicamentos do tipo formaldeído têm potencial mutagénico e carcinogénico. (Lewis & Chestner 1981) .[109]

Um medicamento antibacteriano intracanal deve ter um amplo espetro de atividade e uma duração de ação razoável para eliminar todas as bactérias do canal radicular. Uma vez que nenhum medicamento intracanal é ativo contra todo o espetro de micróbios do canal radicular, foram concebidos cocktails de poliantimicrobianos para ultrapassar esta lacuna. No entanto, as combinações de agentes antibacterianos não são activas contra a complexa flora mista que se encontra nos canais radiculares. Além disso, existe o risco possível de uma reação alérgica, sensibilização e produção de estirpes bacterianas resistentes (Seltzer 1988) .[110]

No que respeita à duração da eficácia dos medicamentos intra-canal, foi demonstrado que a eficácia dos medicamentos à base de fenol diminui rapidamente após a inserção (Messer & Chen 1984, Koongtongkaew et al. 1988)[111] . O contacto com os fluidos dos tecidos também tornará o medicamento inativo num curto período de tempo. Para ultrapassar este problema, foi sugerido um sistema de libertação controlada (Tronstad *et al.* 1985)[11] 2. Recentemente, foi proposta a utilização de clorhexidina num sistema de libertação controlada (Cervone 1990).

Assim, a escolha do medicamento deve ser avaliada com precaução devido a estes problemas. O uso indiscriminado de agentes antibacterianos potentes deve ser desencorajado. Nos canais radiculares infectados, pode ser utilizado um medicamento antibacteriano intracanal como parte de um controlo global da sépsis, que deve incluir a utilização de um irrigante antibacteriano. 0rstavik *et al (1991)*[113] referiram que, na ausência de um irrigante antibacteriano, não se conseguiu uma assepsia previsível, mesmo quando se utilizou um medicamento antibacteriano intracanal. Havia mais bactérias a serem mortas pelo medicamento intracanal quando um irrigante antibacteriano era omitido (Cvek *et al* 1976a, Bystrom & Sundqvist 1983, 1985). Num estudo clínico realizado por Sjogren *et al* (1991)[114] , metade dos canais radiculares infectados ficaram livres de bactérias quando foi utilizado um irrigante antibacteriano durante a instrumentação do canal radicular.

A medicação intracanal não "esteriliza" o canal radicular (Treanor & Goldman 1972), e não substitui a limpeza completa do canal e a preparação adequada do canal. Os relatórios sugerem que, mesmo com assepsia controlada, as bactérias podem estabelecer-se fora do canal radicular nos tecidos periapicais (Bystrom *et d.* 1987, t ronstad *et al.* 1987. 1990a,b, Sjogren *et al.* 1988, 1990). que são inacessíveis ao tratamento convencional do canal radicular, e as bactérias podem até persistir em canais radiculares preenchidos (Pitt Ford 1982).[115]

2. Como agente anti-inflamatório

A redução da inflamação tem como objetivo principal o alívio da dor e de qualquer exacerbação aguda. No entanto, verificou-se que a incidência de dor pós-operatória está relacionada com o estado pré-operatório da polpa e com a presença de dor pré-operatória (Genet et al. 1987)[116] . A incidência de "crises" também foi relatada como estando relacionada com o estado da polpa (Barnett & Tronstad 1988) e sinais radiográficos de periodontite apical (Trope 1990).
Alguns corticosteróides são combinados com antibióticos para ajudar a combater qualquer infeção. A sua farmacodinâmica depende de vários factores, incluindo o tamanho do forame apical e a presença ou ausência de uma camada de esfregaço (Abbott *et al.* 1988, 1989a). O alcance e a duração da atividade antimicrobiana de tais preparações podem ser limitados (Abbott *et al.* 1988, 1990). A resposta do tecido periapical a esta preparação pode ser favorável quando o canal radicular contém tecido pulpar vital e não infetado (Barker & Lockett 1972). No entanto, em canais radiculares infectados, a reação periapical é imprevisível e menos favorável, e não se pode confiar nesta combinação para erradicar as bactérias dos canais radiculares infectados (Barker & Lockett 1971). Trope (1990) comparou o efeito do formocresol, de uma formulação de corticosteroide/antibiótico e do hidróxido de cálcio na incidência de "crises" pós-instrumentação, e não encontrou diferenças significativas na taxa de "crises" entre os três medicamentos intracanais. Houve mesmo uma sugestão de que os medicamentos corticosteróides à base de petróleo e água, removidos ineficazmente, poderiam afetar o selamento apical dos canais radiculares obturados com guta-percha e cimento de óxido de zinco-eugenol (Harris & Wendt 1987). Por outro lado, nos dentes que tinham sido preparados com hidróxido de cálcio e depois obturados, houve uma fuga de corante significativamente menor em comparação com os controlos não medicados.

Um corticosteroide-antibiótico misturado com hidróxido de cálcio também foi defendido como medicamento intracanal (Heithersay *et al.* 1990). A mistura destes dois medicamentos alterou a libertação e a difusão dos componentes activos do corticosteroide-antibiótico (Abbott *et al.* 1989b). Concluiu-se que a combinação de dois medicamentos não produziu quaisquer efeitos aditivos ou sinérgicos, e não deve ser usada em combinação, uma vez que a atividade antibacteriana dos componentes individuais pode ser afetada. O canal radicular infetado contém uma flora mista complexa, e as combinações de agentes antibacterianos podem não produzir o sinergismo desejado para eliminar todas as bactérias.

As dificuldades encontradas num dente com inflamação aguda devem-se frequentemente à incapacidade de obter uma anestesia adequada (Fluery 1990). Podem ser utilizadas técnicas anestésicas suplementares. (Malamed 1986, Dumsha & Gutmann 1988). Uma vez obtida a anestesia adequada, pode ser efectuada uma limpeza completa do canal. Isto remove a causa da inflamação e permite que a reação periapical se resolva.

3) Para tornar inerte o conteúdo do canal e neutralizar os resíduos de tecido

Os medicamentos intracanais têm sido utilizados para a fixação química dos restos de tecido que permanecem após a preparação do canal. Pela sua própria ação, os fixadores são auto-limitados e a penetração nos tecidos é limitada (Simon & Van Muliem 1978)[117] . Para uma fixação eficaz, é necessária uma ampla superfície de contacto e uma quantidade suficiente de medicamento intracanal. As marcas dos tecidos pulpares nas ramificações anatómicas do canal radicular não são facilmente acessíveis, e podem não ser afectadas pela ação limitada dos fixadores intra-canal. Os medicamentos à base de formaldeído, por exemplo, são maus fixadores nas quantidades utilizadas como medicamentos intracanais (Wemes *et al.* 1982a) e podem irritar os tecidos periapicais (Simon *et al.* 19 79, Wemes *et al.* 1982b). Foram registados sequestros ósseos e reabsorção da dentina após a utilização de uma preparação contendo formaldeído (Tal *et al.* 1978). Na dentisteria pediátrica, onde os fixadores ainda são utilizados habitualmente para pulpotomias, o seu uso contínuo tem suscitado preocupação (Judd & Kenny 1987)[118] devido ao seu potencial mutagénico e carcinogénico. Os fixadores podem também provocar reacções alérgicas em animais pré-sensibilizados (Van Mullem *et al.* 1983). Estudos recentes exploraram a resposta imunológica a tecidos pulpares modificados e albuminas séricas (Shinoda et *al.* 1986a,b)[11] 9. A toxicidade potencial e as reacções imunológicas ao tecido pulpar alterado continuam a ser riscos teóricos.

(4) Como barreira contra fugas

Os medicamentos intracanais destinam-se a atuar como uma segunda frente para impedir a invasão de microrganismos orais no canal radicular em caso de fuga ou quebra da obturação provisória. Para evitar a contaminação do canal, pode ser necessária uma quantidade substancial de medicamento intracanal, uma vez que a percolação de fluidos orais através de uma obturação provisória defeituosa diluirá e neutralizará o medicamento. A maioria dos medicamentos intracanais é utilizada com moderação, pelo que é inconcebível que a quantidade limitada de medicamento utilizada possa impedir a entrada de microrganismos. A integridade da obturação temporária é vital durante todas as fases do tratamento do canal radicular. Mesmo com obturações radiculares completas, a fuga coronal pode comprometer o sucesso do tratamento do canal radicular (Swanson & Madison 1987, Madison & Wilcox 1988, Torabinejad et *al.* 1990)

(5) Para controlar os abcessos persistentes e os canais persistentes "chorosos/húmidos

Um canal persistentemente "choroso/ húmido" resulta da infiltração de fluidos apicais no canal radicular. O hidróxido de cálcio é amplamente utilizado como um medicamento intracanal para controlar esta exsudação contínua (Heithersay 1975, Martin & Crabb 1977)[120] . A eliminação da exsudação facilita a obturação permanente do canal radicular. O mecanismo exato de ação do hidróxido de cálcio é desconhecido, mas pode dever-se às suas propriedades antibacterianas. Outra explicação possível é que a libertação de iões hidroxilo e a alteração do pH no processo de alcalinização do hidróxido de cálcio (Staehle et al. 1989) proporcionam um ambiente que favorece a reparação e a calcificação (Tronstad et a/. 1981). Outros mecanismos de ação sugeridos incluem a contração dos capilares (Heithersay 1975), a formação de um bâner fibroso (Rasmussen & Mjor 1971), ou a formação de um tampão apical. Foi demonstrado que o efeito de dissolução de tecidos do hipoclorito de sódio é aumentado quando os tecidos são pré-tratados com pasta de hidróxido de cálcio (Hasselgren et *al.* 1988)

CAPÍTULO 5 : MEDICAMENTOS INTRACANAIS

1. Hidróxido de cálcio

O hidróxido de cálcio tem sido amplamente utilizado na terapia endodôntica como curativo intracanal. É quimicamente classificado como uma base forte, as suas principais acções provêm da dissociação iónica dos iões Ca^2 + e OH^- , e do seu efeito nos tecidos vitais, gerando a indução da deposição de tecido duro e sendo antibacteriano. O hidróxido de cálcio dissocia-se em iões cálcio e iões hidroxilo em contacto com fluidos aquosos. Acredita-se que os iões hidroxilo são responsáveis pela natureza altamente alcalina do hidróxido de cálcio, que é bactericida e os iões de cálcio desempenham um papel importante no início da remineralização.

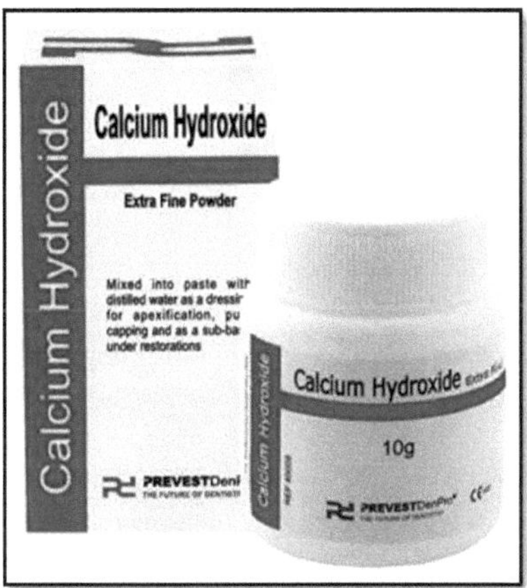

Figura 3: Hidróxido de cálcio

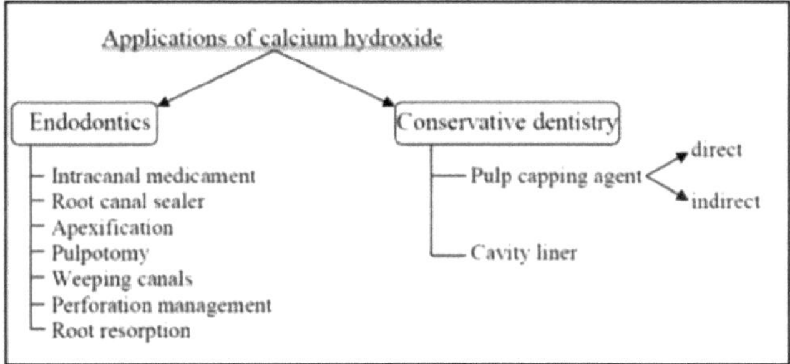

Figura 4: Aplicação do hidróxido de cálcio

Em geral, são utilizados três tipos de veículos para a preparação do Ca(OH)2 :

1. aquoso
2. viscoso
3. oleosa.

Vehicle	Ion release	Solubility	Applications	Examples
Aqueous	rapid	high	Direct and indirect pulp capping, pulpotomy	Distilled water Ringer's solution
Viscous	Slower, for extended periods	Medium	Apexification, Inter appointment Intra canal medicament	Glycerine Polyethylene glycol
Oily	Slower, for extended periods	Low	Perforation repair External root resorption	Olive oil Silicone oil

Figura 5: Três tipos de veículos utilizados na preparação do hidróxido de cálcio

O hidróxido de cálcio é utilizado sob a forma de pasta ou de pó. Uma das vantagens de uma preparação pastosa é o facto de poder obturar o canal radicular. Orstavik *et al.* consideraram que o hidróxido de cálcio minimiza a entrada de efusão e de substâncias nutritivas através da obturação do sistema de canais radiculares. Uma desvantagem é o facto de ser inconveniente para colocar e remover do canal radicular. Uma vez que o hidróxido de cálcio não vaporiza, tem de ser colocado em contacto estreito com as paredes do canal radicular, pois a sua eficácia depende do grau de contacto com as paredes, bem como da sua atividade antibacteriana.

Mecanismos da atividade antimicrobiana do hidróxido de cálcio

A maioria dos agentes patogénicos endodônticos não sobrevive no ambiente altamente alcalino do Ca(Olio, como Bystrom et al. demonstraram pela eliminação de várias espécies bacterianas após um curto período de contacto direto com o material. Isto deve-se ao facto de os iões hidroxilo serem radicais livres altamente oxidantes que apresentam uma reatividade extrema com várias biomoléculas. Os efeitos letais dos iões hidroxilo nas células bacterianas devem-se provavelmente aos seguintes mecanismos:

1. Danos na membrana citoplasmática bacteriana

   Os iões hidroxilo induzem a peroxidação lipídica, destruindo o componente estrutural fosfolípido da membrana celular. Os iões hidroxilo removem átomos de hidrogénio dos ácidos gordos insaturados, gerando um radical lipídico livre que reage com o oxigénio, resultando na formação de um radical peróxido lipídico, que remove outro átomo de hidrogénio, gerando outro peróxido lipídico.

2. Desnaturação de proteínas

   O metabolismo celular é altamente dependente das actividades enzimáticas. As enzimas têm uma atividade e estabilidade óptimas numa gama estreita de pH, que gira em torno da neutralidade. A alcalinização proporcionada pelo hidróxido de cálcio induz a quebra da ligação iónica que mantém a estrutura terciária das proteínas. Estas alterações resultam frequentemente na perda da atividade biológica da enzima e na perturbação do metabolismo celular.

Desvantagens do hidróxido de cálcio

1. As dificuldades associadas à sua remoção das paredes do canal radicular

2. Diminui o tempo de presa do cimento para canal radicular à base de óxido de zinco.

3. A sua eficácia depende em grande parte da disponibilidade destes iões em solução, que por sua vez depende do veículo em que o hidróxido de cálcio se encontra.

[25]
transportado.

Limitações do hidróxido de cálcio

O manuseamento e a mistura do hidróxido de cálcio numa consistência adequada para ser preenchido no canal radicular e o seu transporte adequado para a colocação correta do $Ca(OH)_2$ constituem um desafio e requerem perícia. Além disso, a remoção do Ca(OH)2 é frequentemente incompleta, resultando num resíduo que cobre 20% a 45% das superfícies da parede do canal, mesmo após irrigação abundante com soro fisiológico, NaOCl ou EDTA .[122]

O Ca(OH) residual$_2$ também constitui um problema, uma vez que pode encurtar o tempo de presa dos cimentos endodônticos à base de óxido de zinco e Eugenol, se utilizados para a obturação final. O hidróxido de cálcio residual não é eficaz contra vários agentes patogénicos endodônticos, incluindo E. faecalis e espécies de Candida, o que leva a várias incidências de reinfeção ou de surto. Existe muita literatura publicada que questiona a capacidade do Ca(OH)2 para erradicar completamente as bactérias do canal radicular.

Os estudos também demonstram que o hidróxido de cálcio provoca o enfraquecimento da dentina radicular em 23-43,9% após a obturação do canal radicular.[25]

Duração do hidróxido de cálcio no canal

Nerwich *et al.* demonstraram que os iões hidroxilo se difundiam numa questão de horas para a dentina interna da raiz (ou seja, adjacente ao canal radicular). No entanto, foi necessário um período de 1-7 dias para que os iões hidroxilo atingissem a dentina externa da raiz (ou seja, perto do cemento), e 3-4 semanas para atingir os níveis máximos de pH e estabilizar nesses níveis. Foram necessários quase sete dias para que o pH subisse para 9,0, um nível em que muitas bactérias não se desenvolvem.

Gomes *et al.* demonstraram que a concentração de iões de cálcio atingiu um pico e estabilizou 2-3 semanas após a obturação dos canais radiculares com hidróxido de cálcio. Quando o hidróxido de cálcio entra em contacto com dióxido de carbono ou iões de carbonato (por exemplo, do metabolismo bacteriano), forma-se carbonato de cálcio. Este material tem uma solubilidade muito baixa, cria apenas um pH ligeiramente alcalino de 8,0 e não tem propriedades biológicas nem antibacterianas. Kwon *et al.* demonstraram que 10 por cento do hidróxido de cálcio foi convertido em carbonato de cálcio na região apical no espaço de dois dias e o restante permaneceu inalterado após seis semanas.

E fecalis e hidróxido de cálcio

O uso de hidróxido de cálcio tem sido sugerido como um fator que contribui para a presença contínua de *E. faecalis* após o tratamento endodôntico, devido à sua relativa ineficiência como agente antimicrobiano contra este organismo. Uma solução saturada de hidróxido de cálcio é incapaz de matar *E. faecalis* na presença de dentina, hidroxiapatita e albumina de soro bovino.

Haapasalo *et al.*[124] mostraram que a dentina em pó tinha um efeito inibitório em todos os medicamentos endodônticos testados. Portenier *et al.* também estudaram os efeitos sobre os medicamentos do pó de dentina, da hidroxiapatite (um componente principal da dentina) e da albumina de soro bovino (que representa o exsudado inflamatório) e verificaram que o hidróxido de cálcio saturado tinha perdido toda a sua atividade antibacteriana contra *E. faecalis* após 24 horas na presença de dentina, hidroxiapatite e albumina de soro bovino.[25]

Sinergismo entre Ca(OH)2 e hipoclorito de sódio

A sinergia entre o Ca(OH)2 e o hipoclorito de sódio é controversa. Em resumo, o pré-tratamento dos canais radiculares com Ca(OH)2 aumenta a capacidade de dissolução de tecidos do hipoclorito de sódio, o que pode conferir uma vantagem ao tratamento de canais radiculares com múltiplas visitas, em que o NaOCl seria utilizado após um período de medicação com Ca(OH)2. [125]

$Ca(OH)_2$ e cloro-hexidina

Embora a utilidade da mistura de Ca(OH)2 com CHX continue a ser pouco clara e controversa, parece que, ao misturar Ca(OH)2 com CHX, a atividade antimicrobiana do Ca(OH)2 aumenta. Por outras palavras, a ordem decrescente da atividade antimicrobiana do $Ca(OH)_2$, da CHX e da sua combinação é a seguinte CHX, Ca(OH)2/CHX e Ca(OH) .2[125]

2. Antibióticos

Os antibióticos são uma adição extremamente valiosa ao armamentário disponível para o tratamento de infecções bacterianas. Devido ao risco potencial de efeitos sistémicos adversos das aplicações sistémicas e à ineficácia dos antibióticos sistémicos no dente despolpado necrótico e nos tecidos perirradiculares, a aplicação local de antibióticos pode ser um modo mais eficaz de administrar antibióticos nos canais radiculares infectados.

Em 1951, Grossman utilizou pela primeira vez uma pasta poli-antibiótica conhecida como PBSC (Penicilina, Bacitracina, Estreptomicina e Caprilato de Sódio). A PBSC continha penicilina para atacar os organismos gram-positivos, bacitracina para as estirpes resistentes à penicilina, estreptomicina para os organismos gram-negativos e caprilato de sódio para atacar as leveduras. Mais tarde, a nistatina substituiu o caprilato de sódio como agente antifúngico num medicamento semelhante e foi designado por PBSN.

	Penicillin V	Ampicillin	Amoxycillin	Chloramphenicol	Clindamycin	Erythromycin	Tetracycline	Metronidazole
Bacteroides fragilis	>256	>256	>256	32.0	8.0	64.0	128	16.0
Bacteroides melaninogenicus	32.0	4.0	8.0	4.0	0.5	1.0	64.0	4.0
Bacteroides oralis	>256	>256	128	128	>256	>256	128	>256
Fusobacterium nucleatum	4.0	32.0	2.0	2.0	0.5	64.0	0.5	4.0
Fusobacterium necrophorum	>256	>256	>256	2.0	0.5	32.0	16.0	1.0
Peptococcus	0.5	1.0	2.0	8.0	>256	>256	64.0	128
Peptostreptococcus	32.0	16.0	16.0	8.0	1.0	2.0	64.0	>256
Veillonella	8.0	>256	8.0	4.0	0.5	16.0	64.0	4.0
Eubacterium	8.0	2.0	0.5	4.0	2.0	0.5	64.0	>256
Proprionibacterium	2.0	0.5	1.0	8.0	0.5	1.0	32.0	>256
Actinomyces	0.5	–	0.5	8.0	0.5	-	16.0	>256
Lactobacillus	2.0	32.0	2.0	16.0	64.0	>256	32.0	>256
Streptococci (aerobic)	16.0	0.5	16.0	8.0	8.0	0.5	32.0	>256

Figura 6: Valores MICloo (mg/L) de bactérias endodônticas comummente registadas para alguns agentes antibióticos

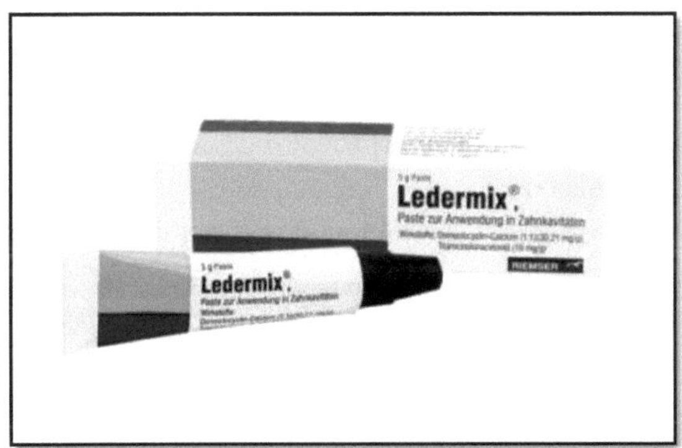

Figura 7: Pasta Ledermix

A. Pasta Ledermix

Em 1960, a pasta Ledermix foi desenvolvida por Schroeder e Triadan. O Ledermix é um composto antibiótico glucocorticosteróide e o desenvolvimento da pasta Ledermix baseou-se na utilização de corticosteróides para controlar a dor e a inflamação. Schroeder e Triadan incorporaram inicialmente cloranfenicol nos seus primeiros ensaios, mas quando a Lederle Pharmaceuticals se tornou o fabricante, o antibiótico foi alterado para cloridrato de demeclociclina. Atualmente, a pasta Ledermix continua a ser uma combinação do mesmo antibiótico tetraciclina, o cloridrato de demeclociclina (numa concentração de 3,2%), e de um corticosteroide, o acetonido de triamcinolona (concentração de 1%), numa base de polietilenoglicol. Os dois componentes terapêuticos do Ledermix (isto é, a triamcinolona e a demeclociclina) são capazes de se difundir através dos túbulos dentinários e do cemento para atingir os tecidos periodontais e periapicais.

Abbott et al. mostraram que os túbulos dentinários eram a principal via de fornecimento dos componentes activos aos tecidos perirradiculares, enquanto o forame apical não era uma via de fornecimento significativa. No entanto, nas partes periféricas da dentina e nos tecidos perirradiculares, a concentração alcançada através da difusão é insuficiente para inativar as bactérias ao longo do tempo.[126] Healing e Pecht avaliaram a eficácia da pasta Ledermix na desinfeção dos túbulos dentinários. Os seus resultados mostraram que o Ledermix e a tetraciclina a 3% numa base hidratada foram eficazes na redução da quantidade de Staphylococcus aureus nos túbulos dentinários após sete dias de incubação e também após recontaminação.

Thong et al. compararam o efeito do hidróxido de cálcio (Pulpdent) e da pasta Ledermix na cicatrização periodontal e na reabsorção radicular após o reimplante. Verificaram que a inflamação do ligamento periodontal e a reabsorção radicular inflamatória foram marcadamente inibidas tanto pelo hidróxido de cálcio como pelo corticosteroide-antibiótico. A reabsorção de substituição foi mais baixa no grupo do corticosteroide-antibiótico, e o ligamento periodontal normal estava significativamente mais presente neste grupo do que nos grupos do hidróxido de cálcio e de controlo.[127] Trope avaliou a relação dos medicamentos intracanais com os surtos endodônticos. Formocresol, Ledermix e hidróxido de cálcio foram colocados em sequência, independentemente da presença ou ausência de sintomas ou sinais radiográficos de periodontite apical. Verificaram que os dentes dolorosos que tinham sido tratados com pasta de Ledermix provocaram menos dor do que os pacientes que tinham um penso de hidróxido de cálcio, ou nenhum penso.[127]

Kim et al. investigaram os efeitos da pasta Ledermix na descoloração de dentes maduros. Os resultados demonstraram que, após 12 semanas, a exposição à luz solar causou uma coloração cinzenta-castanha escura nos dentes dos grupos Ledermix, o que não ocorreu quando os dentes foram mantidos no escuro. Foi observada uma coloração mais severa quando a pasta Ledermix preencheu a câmara pulpar do que quando a pasta foi restrita abaixo da junção cemento-esmalte (CEJ) e quando os dentes foram expostos à luz solar.[128]

Combinação de Ledermix e hidróxido de cálcio

A combinação da pasta Ledermix com hidróxido de cálcio foi defendida por Schroeder inicialmente para o tratamento de dentes necróticos com formação incompleta da raiz. Uma mistura 50e50 de pasta de Ledermix e hidróxido de cálcio também foi defendida como um penso intracanal em casos de canais radiculares infectados. Foi demonstrado que a mistura 50e50 resulta numa libertação e difusão mais lentas dos componentes activos da pasta Ledermix, o que faz com que o medicamento dure mais tempo no canal. Isto, por sua vez, ajuda a manter a esterilidade do canal durante mais tempo e também mantém uma concentração mais elevada de todos os componentes no interior do canal.[127]

B. Septomixina Forte

Septomixine Forte (Septodont, Saint- Maur, França) contém dois antibióticos: Neomicina e sulfato de Polimixina B. Tang et al. demonstraram que uma aplicação de rotina de uma semana de Septomixine Forte não foi eficaz na inibição do crescimento bacteriano intracanal residual entre consultas. Além disso, embora o agente anti-inflamatório (corticosteroide), dexametasona (a uma concentração de 0,05%), seja clinicamente eficaz, considera-se que a triancinolona tem menos efeitos secundários sistémicos. [127]

C. Clindamicina

A clindamicina é eficaz contra muitos dos agentes patogénicos endodônticos representativos, incluindo Actinomyces, Eubacterium, Fusobacterium, Propionibacterium, Microaerophilic, Strepto- cocci, Peptococcus, Peptostreptococcus, Veillonella, Prevotella e Porphyromonas. Molander et al. investigaram o efeito da clindamicina na infeção do canal radicular quando colocada como um penso intracanal e descobriram que a pasta de clindamicina era

O tratamento com clindamicina foi bem sucedido na eliminação do crescimento bacteriano em 21 dos 25 dentes testados. No entanto, a clindamicina não ofereceu qualquer vantagem sobre os pensos convencionais para canais radiculares, como o hidróxido de cálcio.

D. Metronidazol

O metronidazol é um composto nitroimidazólico que apresenta um amplo espetro de atividade contra protozoários e bactérias anaeróbias. Roche e Yoshimori, no seu estudo in vitro, mostraram que o metronidazol tinha uma excelente atividade contra anaeróbios isolados de abcessos odontogénicos, mas não tinha atividade contra aeróbios.[129] Noutro estudo, Lima et al. verificaram que a associação de clindamicina com metronidazol reduziu significativamente o número de células em biofilmes de um dia. Wang et al. avaliaram o efeito da solução de metronidazol e clorexidina no tratamento da periodontite apical crónica. Verificaram que a taxa de eficácia do tratamento com a solução de metronidazol-clorexidina foi de 97,6%.[127] Yu et al. avaliaram o efeito de uma pasta composta por eritromicina etilsuccinato, metronidazol e paramonoclorofenol canforado (CP) para esterilizar o canal radicular e concluíram que a esterilização do canal radicular com eritromicina-etilsuccinato-metronidazol-CP era um método seguro e eficaz para promover a restauração de doenças do ápice radicular. 127

E. Pasta tripla de antibióticos

A infeção do sistema de canais radiculares é considerada uma infeção polimicrobiana, constituída por bactérias aeróbias e anaeróbias. É improvável que um único antibiótico possa resultar numa esterilização eficaz do canal. Seria necessária uma combinação para tratar a flora diversificada encontrada. Isto também diminuiria a probabilidade de desenvolvimento de estirpes bacterianas resistentes. A combinação que parece ser mais eficaz consiste em metronidazol, ciprofloxacina e minociclina. Sato et al. avaliaram o potencial de uma mistura de ciprofloxacina, metronidazol e minociclina para matar bactérias nas camadas profundas da dentina do canal radicular in situ. Os resultados mostraram que nenhuma bactéria foi recuperada da dentina infetada da parede do canal radicular 24 horas após a aplicação da combinação de medicamentos. Hoshino et al. investigaram o efeito antibacteriano de uma mistura de ciprofloxacina, metronidazol e minociclina em bactérias da dentina infetada das paredes dos canais radiculares. Verificaram que, isoladamente, nenhum dos fármacos resultou na eliminação completa das bactérias. No entanto, em combinação, estes medicamentos foram capazes de esterilizar consistentemente todas as amostras. [130,131]

Um número crescente de evidências tem demonstrado a importância do TAP num sistema de suporte, devido ao potencial para remover e erradicar microrganismos e o seu biofilme (por exemplo, *Actinomyces naeslundii);* um passo crucial na regeneração endodôntica. [132]

A utilização de uma baixa concentração de antibióticos num andaime na zona radicular tem atraído recentemente a atenção. O TAP, numa concentração eficaz, não apresenta sinais significativos de ser citotóxico para as células estaminais e demonstrou uma capacidade de permanecer na área sem diluição adicional. Além disso, os scaffolds e as fibras bioreabsorvíveis carregados de antibióticos têm sido objeto de mais investigação no protocolo de regeneração endodôntica. Num estudo específico, a incorporação de uma pasta de antibiótico duplo (DAP) e de um suporte nanofibroso mostrou um potencial promissor como sistema de administração de fármacos. [132]

Considerações especiais

1. TAP e dentina radicular

Vários estudos revelaram que o TAP e a concentração utilizada para a regeneração podem causar uma perda significativa de dentina e um aumento substancial da sua rugosidade. Pode resultar numa menor molhabilidade da dentina e numa enorme redução da fase inorgânica da dentina tratada. O TAP com a sua capacidade ácida (pH = 2,9) pode desmineralizar a superfície da dentina. Outra literatura tem sugerido que o uso de concentrações mais baixas minimizará este problema e, portanto, optimizará a erosão do canal radicular e a rugosidade da superfície.[133] O TAP parece ser responsável por afetar negativamente a resistência à fratura da dentina do canal radicular, particularmente quando o TAP é comparado com a clorexidina como medicamento intracanal.[132]

Vários casos de investigação também demonstraram um maior aumento do comprimento da raiz em dentes tratados com TAP quando comparados com MTA, hidróxido de cálcio e formocresol. Parece que o TAP é capaz de preparar uma matriz para espessar as paredes dentinárias da raiz em comparação com o hidróxido de cálcio e o formocresol; um efeito que poderia desempenhar um papel significativo na formação do canal radicular.[132]

2. Descoloração da estrutura dentária

Os dentes tratados pelo TAP apresentaram um certo grau de descoloração da coroa, provavelmente relacionado com a existência de minociclina na pasta. Por este facto, deve ter-se muito cuidado e precaução nas zonas estéticas. Têm sido utilizados vários substitutos medicamentosos, como a amoxicilina, o Arestin e o Cefaclor (membro das cefalosporinas de segunda geração). Recentemente, a pasta removida de Minociclina ou o DAP encontraram o seu lugar.

Para além destas modificações, várias estratégias como o branqueamento interno têm sido recomendadas para remover a descoloração cervical do TAP. Outra abordagem é a aplicação de agentes de ligação à dentina ou resinas compostas como selantes da parede dentinária. No entanto, é necessária uma avaliação mais aprofundada e uma análise dos resultados. [132]

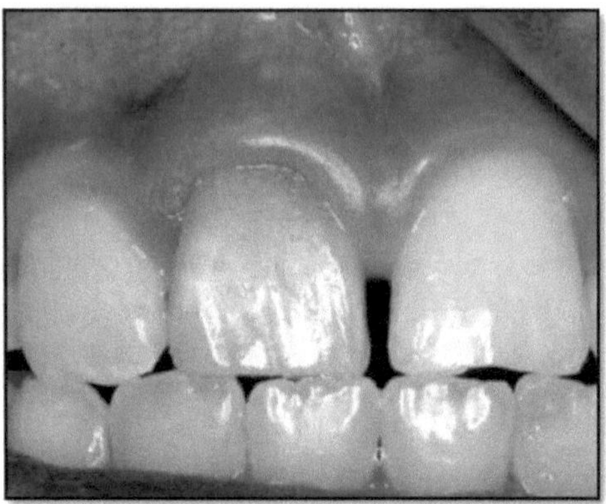

Figura 8: Descoloração devida à utilização de pasta antibiótica tripla

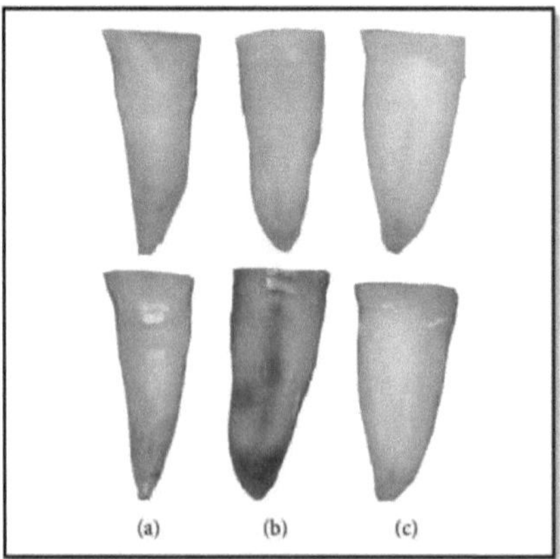

Figura 9: Efeito da luz intensa nas raízes após a remoção de medicamentos para o canal radicular utilizando o EndoActivator. (a) DoxyPaste; (b) pasta Ledermix; (c) Odontopaste. Linha superior, imagem da linha de base do canal radicular com medicamentos e sem exposição à luz ao fim de 2 semanas. Linha inferior, imagens aos 6 meses dos canais radiculares após a remoção do medicamento às 2 semanas e exposição à luz intensa (30 min/semana).

F. BioPure (MTAD)

BioPure (Dentsply, Tulsa Dental, Tulsa, OK, EUA), também conhecido como MTAD (mistura de tetraciclina, ácido e detergente), é um irrigante de canal radicular relativamente novo, que foi introduzido por Torabinejad & Johnson (2003). Esta solução contém doxiciclina (numa concentração de 3%), ácido cítrico (4,25%) e um detergente, Polissorbato 80 (0,5%) (Torabinejad & Johnson 2003). Foi demonstrado que o MTAD pode remover a camada de esfregaço (Torabinejad & Johnson 2003) e é eficaz contra E. faecalis (Shabahang & Torabinejad 2003, 127 Shabahang et al., 2003, Torabinejad et al., 2003b).

3. Corticosteróides

Os medicamentos à base de corticosteróides actuam sobre a síntese da lipocortina e da vasocortina, inibindo a formação de edema e as enzimas fosfolipase A2, uma vez que inibindo esta enzima, os fosfolípidos membranares não podem ser convertidos em ácido araquidónico. Por conseguinte, a ciclo-oxigenase e a lipoxigenase são bloqueadas· A preparação de corticosteróides mais comum utilizada como medicamento intracanal é a pasta Ledermix. [13]A pasta Ledermix contém 1% de acetonido de triamcinolona e 3,21% de HCl de demeclociclina. No entanto, pode causar uma coloração intensa quando exposta à luz. Para resolver este problema, foram desenvolvidas outras pastas contendo antibióticos à base de corticosteróides, incluindo a Odontopaste (Australian Dental Manufacturing, Brisbane, Austrália) com 1% de acetonido de triancinolona e 5% de cloridrato de clindamicina e a Doxypaste (Ozdent, Castle Hill, Austrália) com 1% de acetonido de triancinolona e 3% de hiclato de doxiciclina, todas contendo polietilenoglicol como veículo subjacente. São adicionados vários excipientes e agentes de enchimento. A doxiciclina é mais ativa do que a demeclociclina como antibiótico e apresenta um menor risco de coloração.

Em alguns estudos, as preparações à base de corticosteróides provocaram um aumento do grau de resposta inflamatória. Após 7 dias de experiência, todas as substâncias testadas apresentavam níveis baixos de células inflamatórias. Por conseguinte, os medicamentos à base de corticosteróides podem ser utilizados por períodos não superiores a 7 dias.[24]

A septomixina e a pulpomixina são outras pastas à base de esteróides utilizadas como medicamentos intracanais. Contêm neomicina e framicetina, respetivamente. Estes agentes antibacterianos não são muito eficazes contra os microrganismos do canal radicular. A dexametasona é o componente esteroide destas preparações, que é menos eficaz do que outros corticosteróides.[24]

4. **Biocidas não fenólicos**

Os biocidas compreendem um grupo de diversos agentes químicos que são capazes de inativar uma variedade de microrganismos. Os biocidas são utilizados numa grande variedade de aplicações (por exemplo, como anti-sépticos e desinfectantes em hospitais públicos, lavagens orais, purificação de água e como conservantes). Alguns dos biocidas normalmente utilizados incluem álcoois (por exemplo, etanol), aldeídos (por exemplo, formaldeído, glutaraldeído), biguanidas (por exemplo, clorexidina), compostos de amónio quaternário (QAC), zinco e compostos fenólicos, incluindo óleos essenciais e éteres fenílicos (por exemplo, triclosan). Alguns biocidas (por exemplo, sais de clorexidina e QAC) são utilizados predominantemente como anti-sépticos, desinfectantes e conservantes, enquanto outros (por exemplo, glutaraldeído) são utilizados predominantemente para a desinfeção de endoscópios e torres de arrefecimento de água.

Os biocidas têm um espetro de atividade mais amplo, uma vez que actuam em vários locais-alvo. Por conseguinte, é pouco provável que as bactérias desenvolvam resistência aos biocidas. Os biocidas ligam-se a moléculas-alvo na parede celular, que é rompida, o que permite que o agente penetre na célula e interaja com os constituintes citoplasmáticos. Os modos de ação dos biocidas

incluem danos e fugas nas membranas, desnaturação de proteínas, ligação de grupos tiol, início da autólise e congelamento do conteúdo citoplasmático em concentrações mais elevadas. A suscetibilidade ao biocida é uma função da permeabilidade do biocida através da parede celular; as bactérias gram-positivas são mais permeáveis e susceptíveis aos biocidas, enquanto as micobactérias e as bactérias gram-negativas, que têm uma parede celular mais complexa, são menos susceptíveis.
permeável e suscetível.

5. **Clorexidina**

A clorexidina tem uma gama razoavelmente ampla de atividade contra organismos aeróbicos e anaeróbicos, bem como espécies de *Candida*. É mais eficaz em pH alcalino do que em pH ácido e a sua ação é inibida pela presença de sabões e matéria orgânica. A CHX é esporostática mas não esporicida em relação aos esporos bacterianos. A CHX é uma molécula hidrofóbica e lipofílica de carga positiva que interage com os fosfolípidos e os lipopolissacáridos da membrana celular das bactérias, entrando depois na célula. A sua eficácia baseia-se na interação entre a carga positiva da molécula e os grupos fosfato carregados negativamente na parede celular bacteriana. Isto permite que a molécula de clorexidina penetre nas bactérias com efeitos tóxicos intracelulares. A CHX em concentrações baixas resulta num efeito bacteriostático, mas em concentrações mais elevadas é bactericida devido à coagulação do citoplasma, que é provavelmente causada por ligações cruzadas de proteínas. O efeito benéfico da CHX deve-se às suas propriedades antibacterianas, substantivas e à sua capacidade de inibir a aderência de certas bactérias. Foi demonstrado que a CHX inibe 25
aderência a agentes patogénicos chave (por exemplo, a de *P. gingivalis* às células hospedeiras).

A CHX tem uma atividade muito maior contra os organismos Gram-positivos do que contra os Gram-negativos. Os microrganismos Gram-negativos menos susceptíveis incluem estirpes de *Proteus,* seguidas de *Pseudomonas, Enterobacter, Actinobacter* e *Klebsiella*

A CHX em formulações de gel tem baixa toxicidade para os tecidos periapicais. A viscosidade do gel mantém o agente ativo em contacto com as paredes do canal radicular e os túbulos dentinários. De acordo com Barthel *et al.,*[134] quando utilizado para medicar os canais radiculares, o gel de CHX não interfere com as propriedades de selamento dos materiais de obturação radicular. No entanto, ao contrário do hipoclorito de sódio, a CHX não dissolve o tecido orgânico nem inativa o LPS bacteriano.

Quando utilizada como medicamento intracanal, a CHX foi mais eficaz do que o hidróxido de cálcio na eliminação de *E. faecalis* do interior dos túbulos dentinários. Num estudo, Almyroudi *et al.* foram eficazes na eliminação de *E. faecalis* dos túbulos dentinários, com um gel de CHX a 1% a funcionar ligeiramente melhor do que as outras preparações. Gomes *et al.* em dentina bovina e Schafer *et al.* em dentina humana verificaram que o gel de CHX a 2% tinha maior atividade contra *E. faecalis*, seguido de CHX + Ca(OH)2, e depois Ca(OH)2 utilizado isoladamente.[25]

6. **Agentes fenólicos**

Estes medicamentos são aplicados numa pelota de algodão colocada na câmara pulpar ou numa ponta de papel colocada no canal radicular, com a justificação de que o efeito antimicrobiano é proporcionado pela vaporização do medicamento. Medicamentos como o monoclorofenol canforado (CMCP) dependem da difusão dos seus vapores para espalhar o material pelo sistema de canais radiculares e colocá-lo em contacto com os microrganismos no canal. Por conseguinte, tem de se converter na fase de vapor e penetrar em todo o sistema de canais radiculares para entrar em contacto direto com os microrganismos. Dependendo da volatilidade do agente utilizado, a quantidade que pode ser carregada numa pastilha de algodão ou numa ponta de papel é pequena e parte do medicamento perder-se-á por evaporação para a atmosfera antes de a cavidade de acesso ser fechada.[25]

Em estudos efectuados por Menezes *et al)*[35] e Messer e Chen, verificou-se uma perda de 90 por cento do CMCP das pastilhas de algodão inseridas nas câmaras pulpares no prazo de 1-2 dias após a inserção. A entrega na parte apical do canal radicular é imprevisível.

O CMCP é o agente antissético fenólico mais tóxico e irritante, seguido da cresatina, do formocresol e do fenol canforado (CP). Os efeitos tóxicos do CP terminam quando a diluição excede 1:70, enquanto o CMCP requer uma diluição de 1:2000 vezes. O CMCP, quando avaliado *in vitro,* parece ter apenas um efeito antimicrobiano limitado.

1. **Compostos de iodo**

O iodo é rapidamente bactericida, fungicida, tuberculocida, virucida e esporicida . Uma vez que a solução aquosa de iodo é instável, o iodo molecular (I_2) é o principal responsável pela atividade antimicrobiana. Os iodóforos (transportadores de iodo) são complexos de iodo e um agente solubilizante ou transportador, que actua como reservatório do iodo livre ativo. Tem uma ação anti-séptica rápida contra uma vasta gama de microrganismos, baixa toxicidade, hipoalergenicidade e uma tendência muito menor para manchar a dentina do que outros anti-sépticos contendo iodo. 25

Quando os efeitos antifúngicos de diferentes medicamentos e as suas combinações foram comparados, 2% IPI e 4% mataram todas as células *de C. albicans* em 30 segundos e uma diluição de 10 vezes mostrou uma morte completa em cinco minutos. Uma combinação de hidróxido de cálcio saturado com 2% de IPI 4% foi significativamente menos eficaz do que 2% de IPI 4%. [25]

Tal como acontece com outros medicamentos, a presença de dentina e os seus componentes são responsáveis por diferentes padrões de inibição da atividade das soluções de iodo. Haapasalo *et al.* demonstraram que a dentina em pó abolia eficazmente o efeito de 0,2% de IPI 0,4%, enquanto a dentina em pó tinha uma capacidade muito limitada de inativar 2% de IPI 4%. Portenier *et al.* mostraram que a hidroxiapatite causava pouca ou nenhuma inibição, enquanto a matriz de colagénio na dentina inibia eficazmente 0,1% de IPI 0,2%. [25]

Siren *et al.* utilizaram blocos de raízes de bovinos *infectados com E. faecalis* para testar a eficácia de um dia e sete dias de incubação. O medicamento IKI a 2% mostrou resultados sem crescimento até 700µm e 950µm a um e sete dias. Após sete dias, o IKI a 2% saturado com hidróxido de cálcio teve o mesmo efeito que o acetato de clorexidina a 0,5% e o IKI a 2%. Cwilka *et al.*[136] utilizaram dentes humanos de raiz única infectados com *E. faecalis* e mostraram que $Ca(OH)_2$ /iodofórmio/óleo de silicone foi a combinação mais eficaz, seguida de 2% IKI/Ca(OH)2 e depois Ca(OH)2. [25]

1. **Vidro bioativo**

Um estudo realizado por Kritika Datta et al mostra que o vidro bioativo pode ser utilizado como medicamento intracanal. É menos eficaz do que a clorexidina a 2%, mas mais eficaz do que o hidróxido de cálcio. É necessária mais investigação no domínio do vidro bioativo para explorar as suas propriedades como medicamento intracanal. [24]

Medicamentos à base de plantas

Os produtos naturais e à base de plantas têm sido utilizados na medicina e na medicina dentária desde tempos desconhecidos. A utilização de produtos vegetais na medicina é conhecida como fitomedicina ou fitoterapia. Uma vez que os produtos químicos e sintéticos são caros, provocam reacções citotóxicas e não são muito eficazes na eliminação de bactérias, são utilizados produtos à base de plantas [24]

1. **Própolis**

A própolis é preparada a partir de resina recolhida pelas abelhas de árvores de choupos, coníferas e flores do género clusia. Os constituintes farmacologicamente activos da própolis são os flavonóides, os fenólicos e os aromáticos. A própolis é um bom agente antimicrobiano e anti-inflamatório. Uma avaliação comparativa da eficácia microbiana da própolis, do NaOCl e da solução salina, quando utilizados como irrigantes intracanais, indicou que a própolis tem uma atividade antimicrobiana igual à do NaOCl. A própolis pode ser utilizada como medicação intracanal de curta duração em casos de processos inflamatórios pulpares e periapicais.

2. Curcumina

A curcuma (Curcuma longa) é muito utilizada como especiaria, conservante alimentar e corante no Sul e Sudeste Asiático. Tem sido utilizada na medicina tradicional para o tratamento de numerosas doenças. A curcumina tem um amplo espetro de acções biológicas, incluindo actividades antimicrobianas, anti-inflamatórias e anti-oxidantes. [24]

3. Casearia Sylvestris

Demonstra ser uma alternativa aos medicamentos intracanais, uma vez que o extrato alcoólico de C.sylvestris constitui uma fonte rica em inibidores da fosfolipase A2. Estes reduzem a fase aguda do processo inflamatório e prolongam a fase regenerativa. É parcialmente eficaz contra a formação de edema e tem um menor potencial irritante.[24]

4. Chá verde

Os polifenóis presentes no chá verde têm propriedades antimicrobianas, antioxidantes, anti-cariogénicas e inflamatórias. O chá verde tem propriedades antibacterianas contra células planctónicas de E faecalis.[24]

5. Arctium Lappa

Esta planta é obtida no Japão e aclimatada no Brasil e popular em todo o mundo pelas suas aplicações terapêuticas. Tem ação antimicrobiana contra microorganismos causadores de infecções endodônticas. É um potencial medicamento intracanal.[24] Tem sido amplamente utilizado na medicina, pois possui propriedades antibacterianas, antioxidantes e antifúngicas significativas que são atribuídas à presença de poliacetilenos.

6. Azadirachta Indica

Conhecido vulgarmente como neem. Tem uma excelente e vasta gama de atividade antimicrobiana. Os constituintes activos mais importantes que contribuem para a sua atividade antimicrobiana são a azadiractina, a nimbolinina, a nimbina e a nimbidina. O Neem foi testado quanto às suas actividades antibacterianas e antifúngicas em medicina dentária. Foram experimentados medicamentos intracanal e irrigantes que continham neem.[137]

7. Óleo de eucalipto

É um óleo essencial, obtido a partir da folha do eucalipto, com actividades anti-inflamatórias e antibacterianas. A sua potencial utilização como veículo para o hidróxido de cálcio tem indicado a sua utilização como um medicamento intracanal eficaz.[137]

8. Ricinus Communis

É rico em ácido ricinoleico (ácido de rícino) e pode ser utilizado como irrigante dos canais radiculares e como medicamento intracanal.[137]

9. Uncaria tomentosa

Erva amazónica com atividade anti-inflamatória, antiviral, antibacteriana e antioxidante. É constituída por alcalóides oxindólicos, triterpenos, esteróides vegetais, compostos fenólicos, glicosídeos, taninos e flavonóides que contribuem para a sua atividade antimicrobiana.

10. Morinda Citrifolia

Amplamente conhecida como amora indiana. Possui propriedades antibacterianas, antivirais, anti-inflamatórias, antioxidantes e analgésicas. Apresenta uma boa zona de inibição contra E. Faecalis e, por conseguinte, pode ser utilizada como um medicamento intracanal eficaz.[137]

11. Papaína

A papaína é uma enzima cisteína proteolítica com propriedades antibacterianas e anti-inflamatórias significativas. Pode ser utilizada como medicamento intraca- nal.[137]

12. Ocimum Sanctum

Amplamente conhecido como Tulsi, possui propriedades antibacterianas, antifúngicas e antivirais. O extrato de óleo essencial de Ocimum sanctum tem um excelente efeito antibacteriano que aumenta com o aumento da concentração.[137]

13. Allium Sativum

Também conhecido como alho. Tem um amplo espetro de propriedades antimicrobianas com actividades bacteriostáticas e bactericidas. Isto deve-se à sua capacidade de inibir a produção de toxinas e a expressão de enzimas para a patogénese. Poderá ser um medicamento intracanal alternativo. [137]

14. Cumimum Cynimum

Conhecido vulgarmente como cominho, tem sido referido como tendo excelentes propriedades antioxidantes, antibacterianas, antifúngicas e analgésicas. A atividade contra E. Faecalis foi testada e apresenta uma boa bio-compatibilidade, sendo eficaz para ser utilizada como medicamento intracanal.[137]

15. Aloé Vera

O Aloé vera pertence à família das Liliáceas. Os medicamentos são produzidos a partir do tecido mucilaginoso no centro da folha de aloé vera e são designados por gel de aloé vera. Os extractos totais das folhas contêm antraquinonas, que têm propriedades antibacterianas.

16. Glycyrrhiza glabra

O alcaçuz é conhecido pelas suas propriedades anti-inflamatórias, antivirais e anticarcinogénicas. O seu principal ingrediente ativo é a Glicir-rizina, um composto triterpenóide que é ativo contra diferentes estirpes de S. mutans. Tem maior biocompatibilidade quando comparado com o hidróxido de cálcio.[137]

17. Triphala (Haritaki, Bibhitaki e Amalaki)

O Triphala, uma famosa formulação ayurvédica, provou inibir eficazmente o biofilme e pode ser experimentado como medicamento intracanal.[137]

18. Sizígia Aromática

Disponível como óleo essencial com propriedades antibacterianas, antioxidantes e anódinas.[137]

19. Foeniculum Vulgare

Vulgarmente designada por semente de funcho, pertence à família das piaceas com propriedades antimicrobianas, anti-inflamatórias, analgésicas, antiespasmódicas, antioxidantes, diuréticas, carminativas e anti-cancerígenas. A análise in-vitro sugeriu a sua utilização como medicamento intracanal.

20. Solução de limão

A solução de limão é uma fonte rica em ácido cítrico. A solução de limão fresco pode ser utilizada como medicamento intracanal. É eficaz contra a E. Faecalis.[24] É uma fonte natural de ácido cítrico com baixa acidez e demonstrou ter uma ampla eficácia antibacteriana, incluindo contra a E. Faecalis, pelo que pode ser utilizado como medicamento intracanal [137]

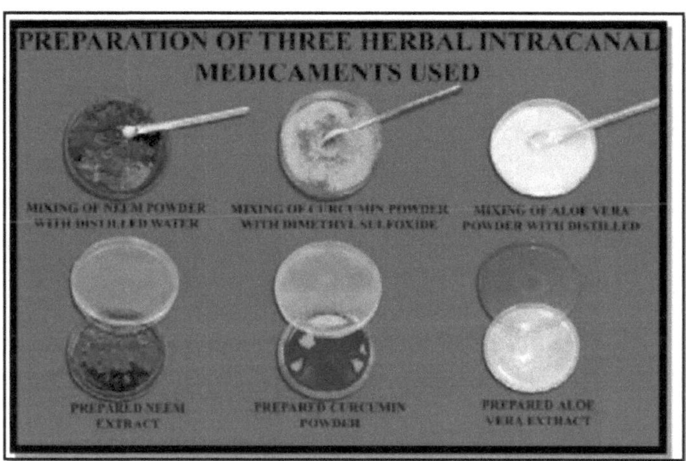

Figura 10: Preparação de um medicamento intracanal à base de plantas

CAPÍTULO 6 : TÉCNICAS DE AGITAÇÃO MANUAL

Além de utilizar vários irrigantes e medicamentos intracanais, é importante assegurar que estas soluções entram em contacto direto com as paredes do canal radicular para obter o seu máximo benefício. Para tal, são desenvolvidas e testadas em Endodontia várias estratégias de desinfeção e sistemas de agitação da irrigação. Funcionam através da otimização do irrigante ou desinfetante utilizado, ou da sua agitação física, de modo a obter o potencial químico maximizado dos irrigantes na redução e remoção do modo causal da infeção, com o objetivo de colocar os irrigantes em contacto direto com, particularmente nas porções apicais de canais radiculares pequenos, cul de sacs, aletas do canal e istmos.

Estes sistemas podem ser divididos em duas grandes categorias :[138]

1. Técnicas de agitação manual 2. Dispositivos de agitação assistida por máquina

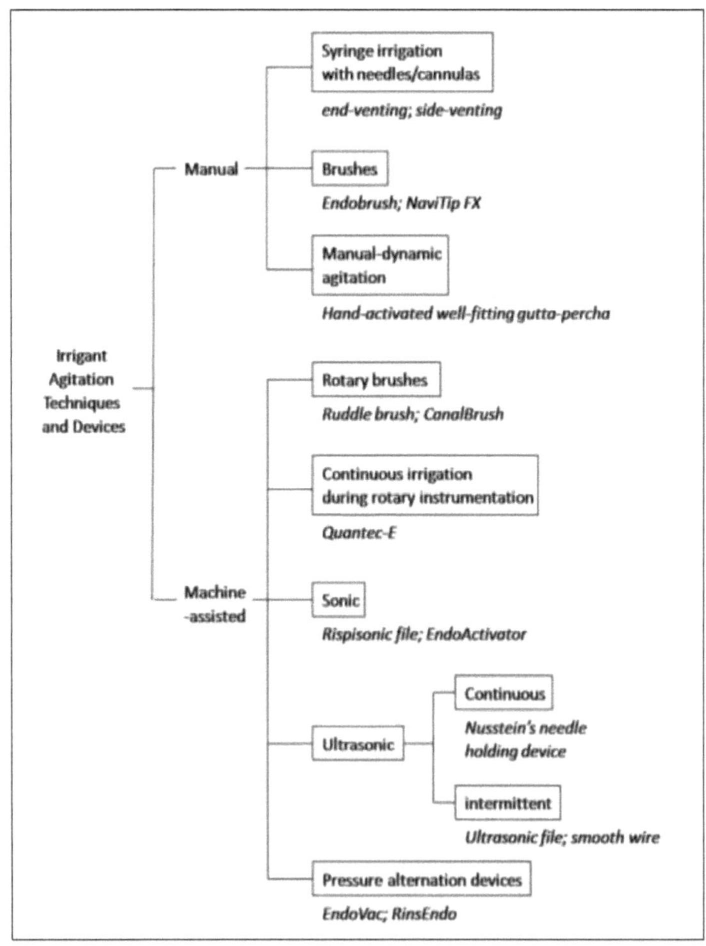

Tabela 1: Resumo dos tipos de técnicas de agitação de irrigação e dispositivos disponíveis para utilização em endodontia[138]

Para a desinfeção dos canais radiculares, foram também desenvolvidas e testadas tecnologias avançadas recentes, como a desinfeção fotoactivada, o endox, o ozono, os lasers e a água activada electroquimicamente.

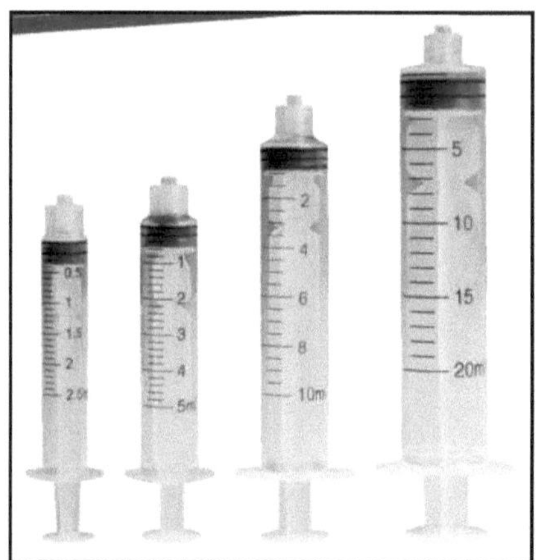

Figura 11 A: Seringas de plástico para irrigação

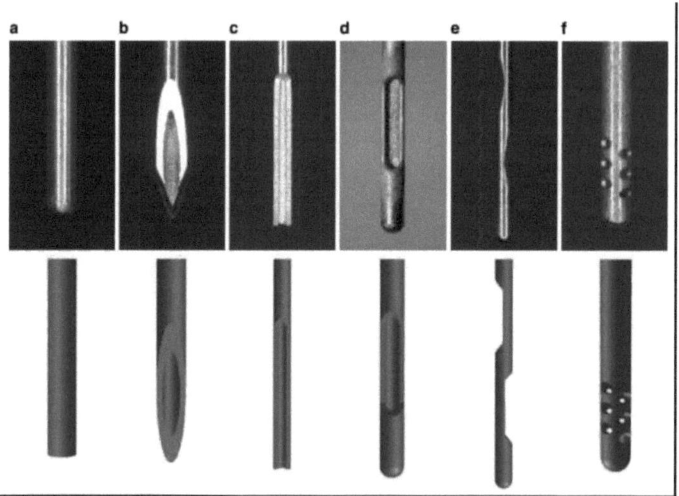

Figura 11 B: Agulhas de extremidade aberta: Agulhas planas (A), biseladas (B) e entalhadas (C); Agulhas fechadas: Com ventilação lateral (D), com ventilação lateral dupla (E) e com ventilação múltipla (F)

TÉCNICAS DE AGITAÇÃO ASSISTIDA POR SERINGA

A irrigação convencional com seringas **(FIGURA 11 A)** é um método eficiente de administração de irrigante e é uma técnica amplamente aceite e utilizada[139] ' Envolve a distribuição de um irrigante num canal através de agulhas/cânulas de calibre variável, quer passivamente quer com agitação. Esta última é conseguida movendo a agulha verticalmente no espaço do canal. Algumas destas agulhas são concebidas para dispensar um irrigante através das suas extremidades mais distais, enquanto outras são concebidas para administrar um irrigante lateralmente através de canais fechados e com ventilação lateral. [140]**(FIGURA 11 B).**

Este último desenho foi proposto para melhorar a ativação hidrodinâmica de um irrigante e reduzir a possibilidade de extrusão apical[141] . É crucial que a agulha/cânula permaneça solta no interior do canal durante a irrigação. Isto permite que o irrigante reflua e faz com que mais detritos sejam deslocados coronalmente, ao mesmo tempo que evita a expressão inadvertida do irrigante nos tecidos periapicais.

No entanto, a ação de lavagem mecânica criada pela irrigação com agulha de seringa manual convencional é relativamente fraca. Após a irrigação convencional com agulha de seringa, as extensões e irregularidades inacessíveis do canal são susceptíveis de albergar detritos e bactérias, dificultando assim o desbridamento completo do canal.

A profundidade de inserção da agulha de irrigação tem um impacto na troca de solução irrigante (Boutsioukis et al., 2010[142]), e o desenho da sua ponta tem um impacto na hidrodinâmica da irrigação (Boutsioukis et al., 2010[142] , Shen et al., 2010[143] , Devi e Abbott, 2012[144] ; Park et al., 2013)[145]

DINÂMICA E DISTRIBUIÇÃO DA SERINGA

O irrigante é administrado mais frequentemente através da aplicação de pressão positiva a uma seringa descartável com uma agulha de ponta lateral (Desai e Himel, 2009)[146] ' Um risco reconhecido é a possibilidade de introduzir o irrigante nos tecidos periapicais (Zairi e Lambrianidis, 2008[147] ; Desai e Himel, 2009[146] ; Boutsioukis et al. 2010[148] ; Verhaagen et al, 2012[149]), causando danos nos tecidos e dor pós-operatória (Erich et al., 1993[150]). Os factores limitantes incluem o sistema fechado em que a irrigação tem lugar.

O bloqueio do vapor, causado pelo aprisionamento de gás, também é reconhecido por limitar a penetração do irrigante (Migoun e Azouni, 1996[151] ; Pesse et al. 2005[152] ; de Gregorio et al., 2009[153]). In vitro, os estudos têm procurado simular o cenário clínico, fechando o ápice da raiz. Os ápices podem, por exemplo, ser embutidos em material de impressão de polivinissiloxano, e os estudos em que isto é realizado estão associados a uma troca de irrigante menos eficaz do que os realizados com sistemas abertos (O'Connell et al. 2000[154] : Albrecht et al., 2004[155]).

A substituição do irrigante num sistema de seringa convencional de pressão positiva pode ser limitada a 1 1,5 mm para além da ponta da agulha e pode exigir um caudal elevado para gerar um fluxo de fluido turbulento para uma agitação eficaz (Boutsioukis et al., 2009[156] ; Gao et al., 2009[157]). A posição da ponta da agulha pode ser ligeiramente coronal em relação ao ponto de ligação ou no ponto de resistência sentido pelo operador.

Recomenda-se frequentemente que a parte apical do canal radicular seja alargada para, pelo menos, o tamanho 35-40 (0,35-0,4 mm de diâmetro), a fim de facilitar a colocação da agulha até 1-2 mm do comprimento de trabalho (Zehnder, 2006[158] ; Hsieh et al., 2007[159] ; Huang et al., 2008[160]). A utilização de uma agulha de pequeno diâmetro pode logicamente permitir a penetração até 1 mm do comprimento de trabalho, mas o problema do bloqueio de vapor ainda não está resolvido e pode limitar a troca no terço apical (Tay et al., 2010) 6 .[11]

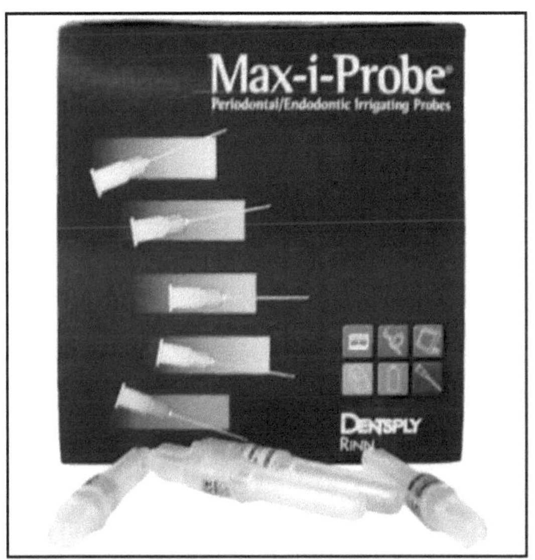

Figura 12 : Max-I-Probe

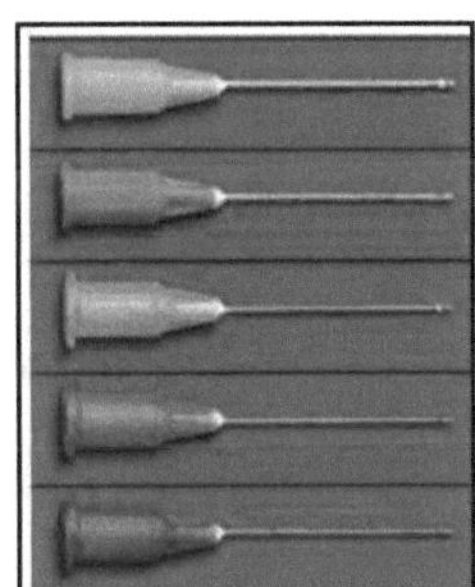

Description	Color	Outer Diam.	Std. Root Canal Inst.
23 ga. x 1"	Light Blue	.025"	#70
24 ga. x 1"	Violet	.022"	#60
25 ga. x 1"	Orange	.020"	#50
28 ga. x 1"	Red	.014"	#40
30 ga. x 1"	Blue	.012"	#30

Figura 13 : Diferentes calibres de agulha

A irrigação com agentes quelantes resulta em desmineralização e numa malha de colagénio (rede fibrilar de colagénio) que se pode formar na parte apical da superfície da dentina radicular e pode prender detritos durante a irrigação do canal radicular, se a irrigação não produzir um fluxo turbulento adequado (Tay et al. 2010)[161] . Embora a irrigação com seringa represente uma prática normal para a maioria dos dentistas, as limitações da troca de fluidos em sistemas fechados e a maior consciencialização das ramificações do canal encorajaram a procura de métodos mais eficazes de administração de irrigante e de rotação, dando lugar ao conceito de irrigação "activada".

MAx-I-PROBE

A Max-i-probe **(FIGURA 12)** é uma conceção modificada das agulhas de irrigação manual normais, com uma ponta bem arredondada e fechada e uma dispersão lateral. Esta agulha está disponível numa vasta gama de calibres, de 21 a 30 calibres **(FIGURA 13)**. O conetor luer lock proporciona uma fixação segura e uma remoção fácil de qualquer seringa descartável.

A ponta arredondada evita o risco de perfuração do ápice e permite a irrigação segura de todo o comprimento do canal radicular. A dispersão da solução de irrigação através da porta lateral na cânula cria um movimento turbulento ascendente, que irriga completamente a preparação do canal radicular, mas evita que a solução e os detritos sejam expelidos através do forame peri-apical.

LIMITAÇÕES DA IRRIGAÇÃO ASSISTIDA POR SERINGA

Os sistemas manuais de irrigação por agulha permitem um bom controlo da profundidade da agulha e do volume de irrigante que é descarregado através do canal[162] . No entanto, quando se utiliza a irrigação com agulha de seringa convencional, a solução de irrigação é fornecida apenas 1 mm mais profunda do que a ponta da agulha[163] e, por conseguinte, é difícil aceder ao terço apical do canal, uma vez que a ponta da agulha está frequentemente localizada no terço coronal de um canal estreito ou, na melhor das hipóteses, no terço médio de um canal largo, pelo que a ação de lavagem mecânica criada pela irrigação com agulha de seringa manual convencional é relativamente fraca. As extensões e irregularidades inacessíveis do canal são susceptíveis de albergar detritos e bactérias, dificultando assim o desbridamento completo do canal[164] . As desvantagens acima mencionadas levaram à procura do desenvolvimento de técnicas manuais alternativas de irrigação e acabaram por conduzir à introdução de sistemas de irrigação assistida por máquinas.

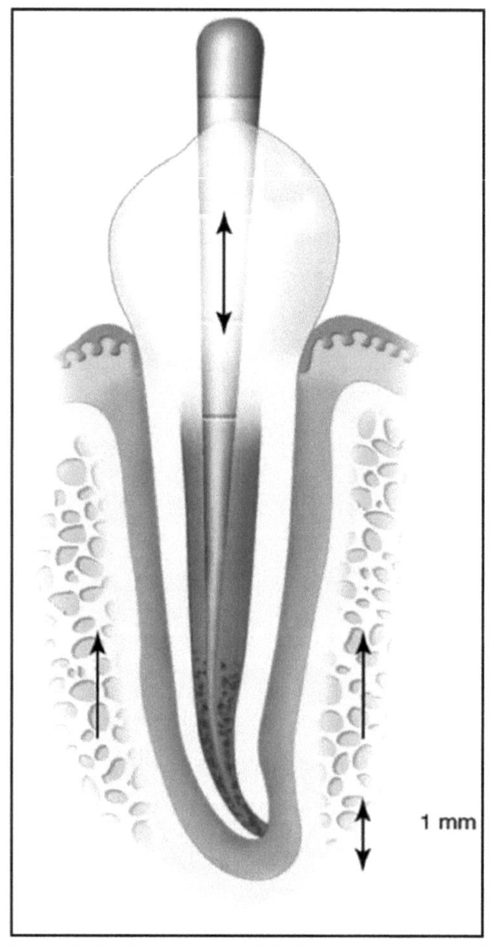

Figura 14: Técnica de ativação dinâmica manual com cone GP

IRRIGAÇÃO MANUAL-DINÂMICA

Muitas vezes é difícil para o irrigante alcançar a porção apical do canal devido aos efeitos de bloqueio de vapor[152,165] , no entanto, mover suavemente um cone mestre de guta-percha bem ajustado para cima e para baixo em movimentos curtos de 2 a 3 mm dentro de um canal instrumentado pode produzir um efeito hidrodinâmico eficaz e melhorar significativamente a deslocação e a troca de qualquer reagente[166] , dando lugar ao conceito de irrigação manual-dinâmica. Este facto foi confirmado pelos estudos de McGill et al[16] 7 que demonstraram que a irrigação manual-dinâmica era significativamente mais eficaz do que um sistema de irrigação dinâmico automatizado (RinsEndo; Du'rr Dental Co, Bietigheim-Bissingen, Alemanha) e a irrigação estática.

A agitação manual dinâmica do irrigante com ponta de guta-percha pode ter o potencial de deslocar o bloqueio de vapor apical (aprisionamento de gás) de um sistema fechado (McGill, 2008)[167]

ACTIVAÇÃO DINÂMICA MANUAL: MODO DE UTILIZAÇÃO

- É selecionado um cone mestre de guta-percha bem adaptado, cuja conicidade é ligeiramente inferior à conicidade do canal. Procura-se um ajuste confortável no comprimento de trabalho.
- De seguida, corta-se 1 ml na ponta do cone para obter um tug-back 1 ml mais curto do que a extremidade do canal.
- Após a aspiração do irrigante primário hipoclorito de sódio, o canal é preenchido com I ml de EDTA administrado com uma agulha NiTi de calibre 30.
- A agitação manual do cone principal é iniciada com um movimento para cima e para baixo, com uma amplitude de 2 mm e uma frequência de 100 movimentos durante aproximadamente 1 minuto (FIGURA VI).
- Depois disso, é administrado 1 ml de EDTA com a agulha de irrigação

para eliminar os resíduos. O EDTA é então aspirado para eliminar qualquer ação quelante residual.

- O canal é lavado com 1 ml de hipoclorito de sódio, e o mesmo protocolo é repetido com 50 movimentos de entrada e saída durante 30 s. É efectuada uma lavagem final com 3 ml de hipoclorito de sódio.

Factores que podem ter contribuído para os resultados positivos da irrigação manual-dinâmica .[167]

(1) O movimento de empurrar e puxar da ponta de guta-percha no canal pode gerar alterações de pressão intracanal mais elevadas, levando a uma distribuição mais eficaz do irrigante nas superfícies do canal "não tocadas";

(2) A frequência do movimento de empurrar-puxar da ponta de guta-percha (3,3 Hz, 100 pancadas por 30 segundos) é superior à frequência (1,6 Hz) da pressão hidrodinâmica positivenegativa gerada pelo RinseEndo, gerando mais turbulência no canal.

(3) O movimento de empurrar-puxar da ponta de guta-percha actua provavelmente deslocando, dobrando e cortando fisicamente o fluido sob "fluxo dominado pela viscosidade"[168] . Isto permite uma melhor mistura da solução fresca que não reagiu com o irrigante gasto.

Embora a irrigação manual-dinâmica tenha sido defendida como um método alternativo de irrigação do canal devido à sua simplicidade e rentabilidade, a natureza laboriosa deste procedimento ativado manualmente ainda impede a sua aplicação na prática clínica de rotina. Por conseguinte, existem vários dispositivos automatizados concebidos para a agitação dos irrigantes dos canais radiculares que estão disponíveis comercialmente ou em produção pelos fabricantes.

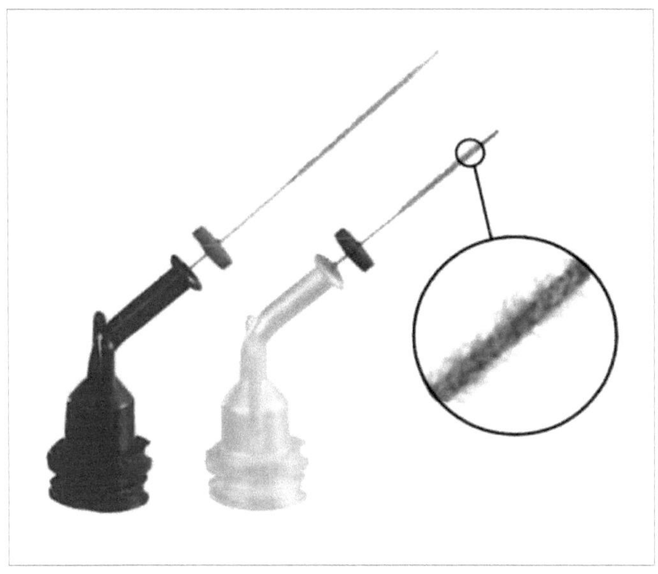

Figura 15: Navitip FX

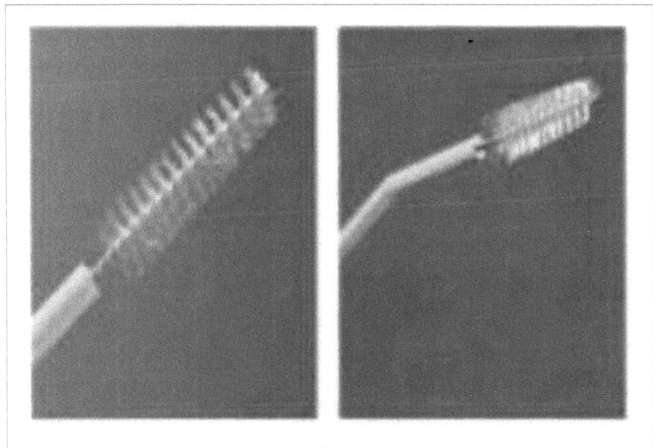

Figura 16 : Escova de extremidade

ESCOVAS

São adjuvantes que foram concebidos para o desbridamento das paredes do canal ou para a agitação do irrigante do canal radicular. Podem também estar indiretamente envolvidos na transferência de irrigantes dentro dos espaços do canal.

NAVITIP-FX™

Foi introduzida comercialmente uma agulha de irrigação de calibre 30 coberta com uma escova (NaviTip FX; Ultradent Products Inc, South Jordan, UT) (FIGURA 15), tendo sido registada uma melhor limpeza do terço coronal das paredes instrumentadas do canal radicular irrigadas e agitadas com a agulha NaviTip FX em comparação com o tipo de agulha NaviTip sem escova[169] . A agulha NaviTip FX melhorou a limpeza no terço coronal quando comparada com a agulha NaviTip sem escovas. Os resultados poderiam ter sido melhorados se a agulha coberta por escova fosse activada mecanicamente numa ação de esfrega ativa durante o processo de irrigação para aumentar a eficiência da escova[169] . No entanto, a fricção criada entre as cerdas da escova e as irregularidades do canal pode resultar na deslocação das cerdas radiolúcidas nos canais que não são facilmente reconhecidas pelos clínicos, mesmo com a utilização de um microscópio cirúrgico.

ENDOBRUSH™

O Endobrush (C&S Microinstruments Ltd, Markham, Ontário, Canadá) (FIGURA 16) é uma escova em espiral concebida para uso endodôntico que consiste em cerdas de nylon colocadas em fios torcidos com uma pega anexada e tem um diâmetro relativamente constante ao longo de todo o comprimento, a escova quando avançada até ao comprimento de trabalho com um movimento rotativo de 90 graus combinado com um movimento de empurrar-puxar de 2 a 3 mm durante 1 minuto na conclusão da instrumentação, as cerdas da escova estendiam-se às paredes do canal não instrumentado e às aletas, espaços culinários e istmos do sistema de canais para remover tecido preso e detritos e indicavam que a instrumentação com a Endobrush era significativamente melhor do que a instrumentação isolada na desobstrução do canal radicular.

CAPÍTULO 7 : TÉCNICAS E DISPOSITIVOS DE AGITAÇÃO PARA IRRIGAÇÃO ASSISTIDA POR MÁQUINAS

ESCOVAS

As escovas rotativas têm várias cerdas que se estendem radialmente a partir de um núcleo de arame central. Durante a fase de desbridamento, a microescova roda, fazendo com que as cerdas se deformem nas irregularidades da preparação. Isto ajuda a deslocar os detritos residuais para fora do canal numa direção coronal.

Os avanços na tecnologia de pequenos fios, processos de moldagem por injeção, materiais de cerdas e técnicas de fixação de cerdas ajudaram na criação da microescova endodôntica. Ruddle[170] utilizou uma microescova rotativa acoplada a uma peça de mão para facilitar a remoção de detritos e da camada de cimento dos canais radiculares instrumentados. A escova inclui um eixo e uma secção de escova cónica. As cerdas podem ser fixadas a um material de núcleo de plástico flexível e as escovas activadas utilizando uma peça de mão rotativa para terminar de forma ideal a preparação do canal radicular. As microescovas cónicas melhoram a limpeza, uma vez que as cerdas se deformam nas irregularidades da preparação e movem os detritos para soluções intracanais, onde podem ser libertados do sistema de canais radiculares.

As microescovas activadas por rotação rodam a cerca de 300 RPM e o padrão de cerdas helicoidais retira eficazmente os detritos residuais do canal na direção coronal. Além disso, foram analisadas microescovas concebidas para utilização ultra-sónica, que se destinam a escovar as paredes do preparo e a ativar o hipoclorito de sódio e o EDTA.

ESCOVA DE CANAL™

O CanalBrush (ColteneWhaledent, Langenau, Alemanha) é uma microescova endodôntica que foi disponibilizada comercialmente. Esta microescova altamente flexível é moldada inteiramente em polipropileno e acoplada a uma peça de mão contra-ângulo que funciona a 600 rpm. (FIGURA 17)

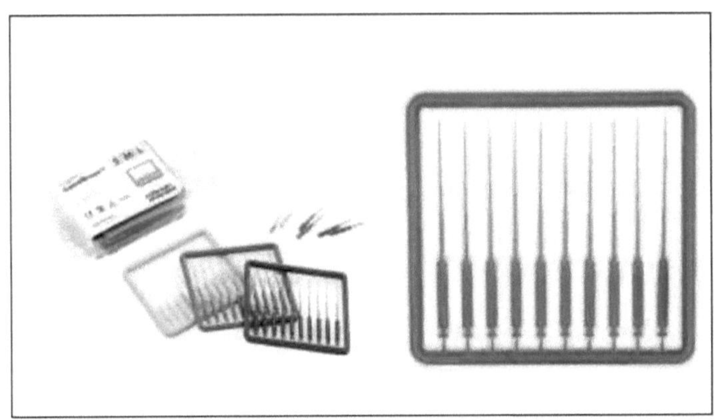

FIGURA 17 : Escova de canal

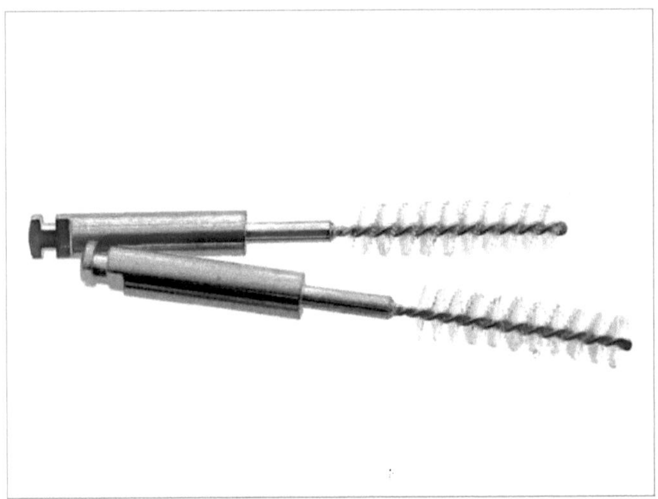

FIGURA 18: Versabrush

Um relatório de Weise et al[122] mostrou que a utilização do pequeno e flexível CanalBrush™ com um irrigante removeu eficazmente os detritos das extensões e irregularidades simuladas do canal.

No entanto, todas as CanalBrushes™ usadas apresentavam invariavelmente deformações nas cerdas.

PINCEL VERSABRUSH™

Outra versão disponível no mercado é a escova Versa Brush™ (Vista dental products) que se adapta facilmente a praticamente qualquer acessório de trinco de baixa velocidade para uma limpeza eficaz dos canais (FIGURA 18)

É eficaz na remoção de contaminantes deixados para trás, tais como componentes do selante e camada de manchas. O Versa Brush™ é especialmente eficaz para garantir que o espaço do pilar está limpo. Utilizada numa peça de mão com pega de trinco a 250 RPM ou menos, o espaço do pilar preparado pode ser limpo, permitindo uma ligação previsível mais fiável.

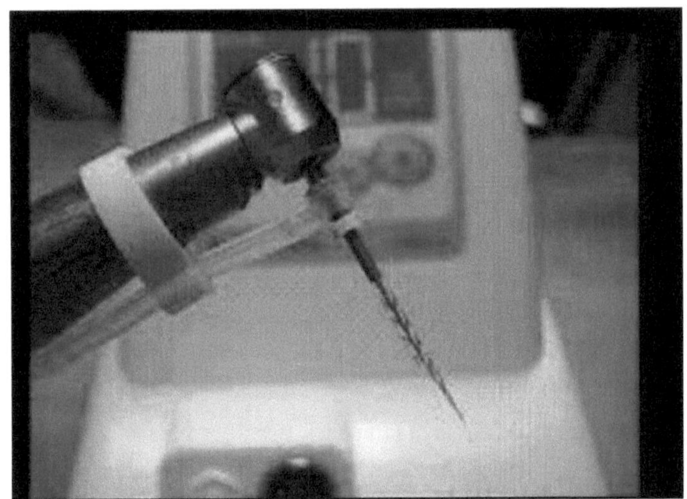

FIGURA 19: Sistema de irrigação Quantec-E

IRRIGAÇÃO CONTÍNUA DURANTE A ROTAÇÃO INSTRUMENTAÇÃO

O sistema de irrigação Quantec-E (SybronEndo, Orange, CA) é uma unidade de distribuição de fluidos autónoma que está ligada ao sistema Quantec-E Endo. Utiliza uma consola de bomba, 2 reservatórios de irrigação e tubagem para fornecer irrigação contínua durante a instrumentação rotativa .[172]

Idealmente, a agitação contínua do irrigante durante a instrumentação rotativa ativa geraria um maior volume de irrigante, aumentaria o tempo de contacto do irrigante e facilitaria uma maior profundidade de penetração do irrigante no interior do canal radicular. Isto deveria resultar num desbridamento mais eficaz do canal em comparação com a irrigação com agulha de seringa. Estas especulações, no entanto, não foram apoiadas pelo trabalho de Setlock et al[17] 3. As vantagens da limpeza das paredes do canal e da remoção da smear layer não foram observadas nos terços médio e apical do canal radicular .[174]

Foi introduzido um novo sistema para a preparação do canal radicular conhecido como SAF - sistema de lima auto-ajustável. Este sistema utiliza um instrumento específico com superfície abrasiva que alarga o canal por fricção e num movimento vibratório permite que o irrigante flua através da cavidade e a lima permite a irrigação contínua do canal radicular durante todo o procedimento, com ativação adicional do irrigante pelo seu movimento vibratório que cria turbulência no canal radicular. A irrigação pode ser efectuada por qualquer dispositivo do tipo fisiodispensador (i.e., NSK Surgic XT Micro Motor System, Kanuma, Japão, ou W&H ImplantMed, Burmoos, Áustria) ou por uma unidade especial de enxaguamento, como a utilizada no presente estudo, que fornece o irrigante a um caudal de 5 ml/min (VATEA, ReDent-Nova). Este sistema tem demonstrado excelentes resultados em termos de capacidade de limpeza. Consegue alcançar áreas anatómicas de difícil acesso como istmos, canais ovais ou canais em forma de C[174] . A baixa eficiência de corte deste sistema em alguns casos pode limitar a sua utilização na preparação do canal radicular. Por outro lado, as suas caraterísticas fazem dele uma excelente técnica adicional para melhorar a limpeza e desinfeção do sistema de canais radiculares no final da preparação.

DISPOSITIVOS SÓNICOS

FREQUÊNCIA E PADRÃO DE OSCILAÇÃO DO INSTRUMENTO SÓNICO

Tronstad et al[175] foram os primeiros a relatar a utilização de um instrumento sónico para endodontia em 1985. A irrigação sónica funciona a uma frequência baixa (1-6 kHz) e produz pequenas tensões de cisalhamento[176] . A energia sónica também gera uma amplitude significativamente maior ou um maior movimento da ponta para a frente e para trás, em comparação com a irrigação ultra-sónica.

Além disso, os padrões de oscilação dos dispositivos sónicos são diferentes dos instrumentos de ultra-sons. Uma oscilação mínima da amplitude pode ser considerada um nó, enquanto uma oscilação máxima da amplitude representa um antinódo. Têm 1 nó perto da fixação da lima e 1 antinódo na ponta da lima[177]

Quando o movimento da lima sónica é limitado, a oscilação lateral desaparece. Isto resulta numa oscilação longitudinal pura da lima. Este modo de vibração demonstrou ser particularmente eficiente para o desbridamento do canal radicular, porque não é afetado pela carga e exibe grandes amplitudes de deslocamento[177]

EFEITO DA IRRIGAÇÃO SÓNICA

A ativação sónica demonstrou ser um método eficaz para desinfetar os canais radiculares[130] . Sabins et a l[178] supuseram que os sistemas ultra-sónicos mais potentes removeram mais resíduos de dentina do canal radicular do que os sistemas de irrigação sónica menos potentes. A relação positiva entre a velocidade do fluxo acústico e a frequência pode explicar a eficiência superior dos sistemas ultra-sónicos em relação aos sistemas sónicos. Em contraste com os seus resultados, Jensen et a l[179] não encontraram diferenças significativas nos resíduos residuais entre estas duas técnicas de agitação endosónica. A partir dos estudos acima mencionados, pode presumir-se que, quando a irrigação sónica é aplicada durante um período de tempo mais longo, não haverá provavelmente qualquer diferença nos resíduos remanescentes entre estas duas técnicas de agitação endossónica.

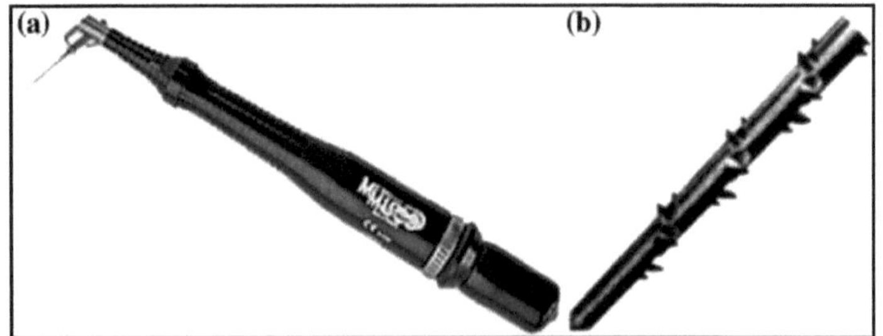

FIGURA 20: A. Peça de mão Sonic Air 1500 B. Lima Ripsi-Sonic

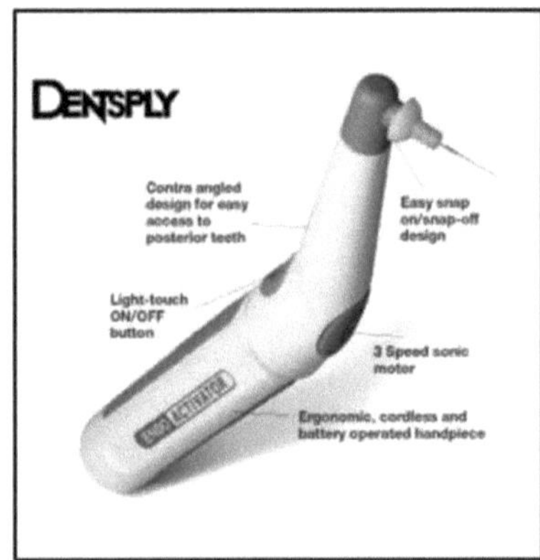

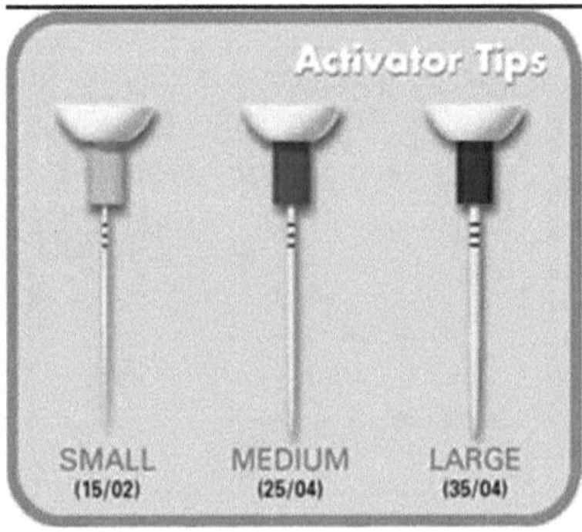

FIGURA 21: Sistema endoactivador e pontas activadoras

FICHEIRO RIPSISONIC

Convencionalmente, a irrigação sónica é efectuada utilizando uma lima Rispisonic ligada a uma peça de mão sónica MM 1500 (Medidenta International, Inc, Woodside, NY) após a moldagem do canal. As limas Rispisonic têm uma conicidade não uniforme que aumenta com o tamanho da lima. Devido ao facto de serem farpadas, estas limas podem encaixar inadvertidamente na parede do canal e danificar a preparação acabada do canal durante a agitação. (FIGURA 20 A,B)

O SISTEMA ENDO-ATIVADOR™

O sistema EndoActivator (Dentsply Tulsa Dental Specialties, Tulsa, OK) (FIGURA 21) é um sistema de irrigação de canais por via sónica introduzido mais recentemente 8[10] . É composto por uma peça de mão portátil e 3 tipos de pontas de polímero descartáveis de diferentes tamanhos.

PEÇA DE MÃO / CONDUTOR

- Peça de mão sem fio e operada por bateria
- Desenho em contra-ângulo para fácil acesso aos dentes posteriores
- Motor sónico de 3 velocidades com opções de 2.000, 6.000 e 10.000 cpm
- Botão ON/OFF de toque leve

A peça de mão sónica não tem fios, é contra-angular e ergonómica, e é utilizada para acionar as pontas do EndoActivator. A peça de mão é operada premindo o interrutor de ligar/desligar de toque leve que ativa as pontas de polímero fortes e flexíveis. Quando a peça de mão é activada, a potência predefinida é de 10.000 cpm, que se revelou ser a velocidade recomendada para maximizar o desbridamento e a rutura da smear layer e do biofilme (Caron, 2007[166] ;Gulabivala, 2006[181]). As outras velocidades mais baixas podem ser selecionadas com base em diferentes aplicações clínicas e na potência necessária para realizar eficazmente essas tarefas. O motor sónico é alimentado por uma única bateria de lítio. É importante não autoclavar ou submergir a peça de mão em soluções de limpeza; em vez disso, basta limpar a peça de mão com um detergente suave.

DICAS DE ACTIVADORES

As pontas EndoActivator têm 22 mm de comprimento e estão disponíveis em três tamanhos: pequeno (amarelo 15/02), médio (vermelho 25/04) e grande (azul 35/04) (FIGURA XIV). As caraterísticas específicas incluem:

- Design de encaixe / desencaixe
- Composição de polímero forte, flexível e de qualidade médica
- Componente de proteção limpa para a deflexão de aerossóis
- Código de cores por tamanho para uma fácil identificação
- Convenientes anéis medidores de profundidade de 18, 19 e 20 mm

SELECÇÃO DE PONTAS

Em canais totalmente preparados, é selecionada uma ponta que se encaixa livremente e até 2 mm do comprimento de trabalho. Uma ponta solta que é livre para se mover melhora a dinâmica da irrigação (Ahmad, Pitt-Ford e Crum, 1987b)[176] . Quando a ponta selecionada se move em direção ao comprimento total de trabalho, a sua forma aproxima-se mais da forma do canal preparado. Isto, por sua vez, serve para deslocar lateralmente um determinado reagente, permitindo um refluxo seguro no sentido coronário. A vibração da ponta, em combinação com o movimento da ponta para cima e para baixo em movimentos verticais curtos, produz sinergicamente um poderoso fenómeno hidrodinâmico. Em geral, foi demonstrado que 10.000 cpm optimizam o desbridamento e promovem a rutura da smear layer e do biofilme (Caron, 2007[166] Gulabivala, 2006[181]). Estas pontas são fortes e flexíveis e não se partem facilmente. São suaves e não cortam a dentina.

APLICAÇÃO CLÍNICA

O EndoActivatorSystem foi concebido para proporcionar as seguintes aplicações clínicas:

- Desbridamento e rutura da smear layer e do biofilme
- Colocação de hidróxido de cálcio e MTA à volta das curvaturas radiculares
- Remoção de materiais de obturação residuais durante os procedimentos de retratamento

MECANISMO DE ACÇÃO E PROTOCOLO CLÍNICO

Os canais bem formados e totalmente afunilados contêm um reservatório eficaz de irrigante que, quando ativado, pode potencialmente circular, penetrar e digerir os tecidos, e servir ainda para desalojar os resíduos de todos os aspectos do sistema de canais radiculares.

Quando se utiliza o sistema EndoActivator, observa-se uma agitação vigorosa do fluido dentro da câmara pulpar. Para melhor apreciar o fenómeno hidrodinâmico abaixo do orifício, foram realizadas várias experiências científicas para visualizar os resultados da cavitação, do fluxo acústico, bem como do fluxo primário e secundário dentro de um sistema de canais radiculares (Ahmad, Pitt-Ford e Crum, 1987[176] ; Ahmad et al, 1988[182]).

Machtou et al, em dois estudos diferentes, demonstraram os benefícios do EndoActivator para desbridar o tecido e remover a camada de esfregaço (Caron, 2007[166]). O fenómeno hidrodinâmico resulta quando uma ponta vibratória gera ativação de fluido e ondas intracanal. As ondas aleatórias fracturam, criando bolhas que oscilam dentro de uma determinada solução. Estas bolhas expandem-se e tornam-se instáveis, colapsando depois no que se designa por implosão. Cada implosão irradia ondas de choque em miniatura que se dissipam 25.000 a 30.000 vezes por segundo (Gutarts et al, 2005)[183] . As ondas de choque servem para penetrar poderosamente, quebrar potenciais biofilmes infestados de bactérias e limpar as superfícies. As bolhas implodidas servem para aumentar desejavelmente a temperatura e gerar ainda mais pressão significativa sobre um irrigante intracanal, que num pequeno espaço microscópico serve para promover a limpeza da superfície.

Num estudo preliminar, Gulabivala (2006)[181] demonstrou que o EndoActivator remove biofilmes simulados em dentes extraídos. Em 2006, Lambrecht et al afirmaram que a ativação do fluido em conjunto com o PAD é uma necessidade absoluta para maximizar a limpeza tridimensional. Após os procedimentos de preparação do canal radicular, irrigue e lave o espaço do canal radicular com uma solução forte de hipoclorito de sódio e, em seguida, aspire para remover este reagente. De seguida, inunde a câmara pulpar com uma solução de EDTA a 17% e utilize o EndoActivator para agitar esta solução intracanal durante 60 segundos. A agitação de um reagente intracanal serve para mover os detritos para a solução e, como tal, requer uma irrigação volumosa e sucção intracanal para remover estes detritos soltos (Ruddle, 2004)[184] . Este processo deve ser repetido para cada canal e até se observar que o fluido na câmara pulpar está limpo. Após a utilização de EDTA a 17%, aspire e remova este reagente. Irrigue com uma solução de hipoclorito de sódio de força total e utilize o EndoActivator para agitar esta solução intracanal durante 30 segundos.

O sistema EndoActivator foi relatado como sendo capaz de limpar eficazmente os detritos dos canais laterais, remover a smear layer e desalojar aglomerados de biofilme simulado dentro dos canais curvos dos dentes molares[166] . Durante a utilização, a ação da ponta do EndoActivator produz frequentemente uma nuvem de detritos que pode ser observada dentro de uma câmara pulpar cheia de fluido.

Uma possível desvantagem das pontas de polímero é o facto de serem radiolúcidas. Seria difícil identificá-las se parte de uma ponta se separasse dentro de um canal e pode ser melhorada através da incorporação de um radiopacificador no polímero.

qualidades do material, se desloca num movimento oscilatório de grande amplitude. Este movimento tridimensional desencadeia a "cavitação" e o "fluxo acústico"" - dois efeitos físicos que até agora só se sabia serem causados pela irrigação ultra-sónica passiva (PUI) e que foram atribuídos ao forte efeito de limpeza nas paredes do canal.

ULTRASÓNICO

Os dispositivos ultra-sónicos eram utilizados há muito tempo em periodontia antes de Richman[186] ter introduzido os ultra-sons na endodontia como um meio de desbridamento do canal em 1957. Em 1980, uma unidade ultra-sónica concebida por Martin et al[187] tornou-se comercialmente disponível para uso endodôntico. Em comparação com a energia sónica, a energia ultra-sónica produz altas frequências mas baixas amplitudes[143]

Os ficheiros são concebidos para oscilar a frequências ultra-sónicas de 25-30 kHz, que ultrapassam o limite da perceção auditiva humana (>20 kHz). Funcionam numa vibração transversal, estabelecendo um padrão caraterístico de nós e antinós ao longo do seu comprimento .[139]

Foram descritos na literatura dois tipos de irrigação por ultra-sons.

- O primeiro tipo é a combinação de instrumentação ultra-sónica e irrigação simultâneas (UI)
- O segundo tipo, frequentemente referido como irrigação ultra-sónica passiva (PUI), funciona sem instrumentação simultânea.

Estudos sobre sistemas endossónicos demonstraram que os dentes preparados por ultra-sons com dispositivos UI têm canais significativamente mais limpos do que os dentes preparados apenas por métodos convencionais[187,188,189,190,191]). No entanto, outros estudos não conseguiram demonstrar a superioridade da IU como técnica primária de limpeza e moldagem.[176,192,193,194]

Estes resultados podem ser atribuídos ao constrangimento do movimento vibratório e à eficácia de limpeza de uma lima ultra-sónica dentro do espaço do canal radicular não alargado[176,180]. Além disso, é difícil controlar o corte da dentina durante a IU e, consequentemente, a forma do canal radicular preparado. Foram frequentemente produzidas perfurações, bem como canais com formas altamente irregulares[195,196] Por conseguinte, a IU não é geralmente considerada como uma alternativa à instrumentação manual convencional[197] . Pelo contrário, a literatura endodôntica sustenta que é mais vantajoso aplicar os ultra-sons após a conclusão da preparação do canal[158]

IRRIGAÇÃO PASSIVO-ATIVA

A irrigação passiva é iniciada pela injeção lenta de um irrigante num canal. Neste método, o irrigante é distribuído passivamente num canal através de uma variedade de cânulas de diferentes calibres e flexíveis. A cânula está solta no canal, o que permite que o irrigante reflua e mova os detritos coronalmente. Podem ser escolhidas cânulas de calibre mais pequeno para obter uma colocação mais profunda e mais eficaz (Van der Sluis, Wu e Wesselink, 2006)[139] . Certas cânulas podem dispensar o irrigante através da sua extremidade mais distal, enquanto outras cânulas dispensam o irrigante através de uma porta lateral fechada (Kahn, Rosenberg e Gliksberg, 1995)[140] . A injeção lenta do irrigante, em combinação com o movimento contínuo das mãos, elimina virtualmente os acidentes com hipoclorito de sódio. A irrigação passiva tem limitações porque um reservatório estático de irrigante restringe o potencial de qualquer reagente para penetrar, circular e limpar todos os aspectos de um sistema de canais radiculares.

A irrigação ativa destina-se a iniciar a hidrodinâmica do fluido e é muito promissora para melhorar a desinfeção. Há cada vez mais evidências endodônticas que sustentam que a ativação do fluido desempenha um papel estratégico na limpeza e desinfeção de todos os aspectos do sistema de canais radiculares, incluindo túbulos dentinários, canais laterais, barbatanas, teias e anastomoses (Ahmad, Pitt Ford e Crum, 1987)[176] . Atualmente, o maior enfoque é a forma de ativar com segurança uma determinada solução para maximizar o fenómeno hidrodinâmico. Os métodos tradicionais incluem o aquecimento de um reagente utilizando dispositivos de transferência de calor, a vibração de instrumentos metálicos activos e não activos utilizando energia ultra-sónica e a utilização de soluções activadas electroquimicamente

IRRIGAÇÃO ULTRA-SÓNICA PASSIVA (PUI)

O termo PUI foi utilizado pela primeira vez por Weller et al[198] para descrever um cenário de irrigação em que não havia instrumentação, aplainamento ou contacto das paredes do canal com uma lima endodôntica ou instrumento[179] . Com esta tecnologia não cortante, o potencial para criar formas aberrantes dentro do canal radicular foi reduzido. Durante a PUI, a energia é transmitida de uma lima oscilante ou de um fio liso para o irrigante no canal radicular por meio de ondas ultra-sónicas. Estas últimas induzem o fluxo acústico e a cavitação do irrigante[176]

MECANISMO DE ACÇÃO

FREQUÊNCIA E INTENSIDADE

A frequência do instrumento oscilante na prática dentária é fixada em 30 kHz. A frequência e a intensidade desempenham um papel na transmissão de energia da lima oscilante ultra-sónica para o irrigante; uma frequência mais elevada resulta, em princípio, numa maior velocidade de fluxo do irrigante, resultando num fluxo acústico mais potente. O aumento da intensidade não resulta num aumento linear da amplitude de deslocação da lima oscilante (Ahmad et al 1987[176] , Walmsley & Williams 1989[177] , Lea et al 2004[199]).

STREAMING ACÚSTICO

O fluxo acústico é o movimento rápido do fluido num movimento circular ou semelhante a um vórtice em torno de uma lima vibratória (Walmsley 1987)[200] . O fluxo acústico que ocorre no canal radicular durante a irrigação ultra-sónica foi descrito como microfluxo acústico. Este é definido como o fluxo que ocorre perto de pequenos obstáculos colocados dentro de um campo sonoro, perto de pequenas fontes sonoras, membranas vibratórias ou fios, que surgem das forças de fricção entre um limite e um meio que transporta vibrações de frequência circular (Leighton 1994)[201] O padrão de fluxo corresponde ao padrão caraterístico de nós e antinós ao longo do comprimento da lima oscilante.

A amplitude de deslocamento é máxima na ponta da lima, provavelmente causando um fluxo direcional para a parte coronal do canal radicular (Ahmad et al 1987)[176] . Quando a lima toca a parede do canal radicular num antínodo, ocorre uma maior redução da amplitude de deslocamento do que quando toca num nó (Walmsley & Williams 1989[177]). As bolhas expandem-se e depois colapsam rapidamente, produzindo um foco de energia que conduz a um som intenso e a danos, por exemplo, a perfuração de hélices e bombas de navios. A cavitação acústica pode ser definida como a criação de novas bolhas ou a expansão, contração e/ou distorção de bolhas pré-existentes (os chamados núcleos) num líquido, estando o processo associado à energia acústica (Leighton 1994)[201]

De acordo com Roy et al (1994)[202] , dois tipos de cavitação podem ocorrer durante a PUI dos canais radiculares: cavitação estável e cavitação transitória. A cavitação estável pode ser definida como a pulsação linear de corpos cheios de gás em um campo de ultrassom de baixa amplitude. A cavitação transitória ocorre quando as bolhas de vapor sofrem pulsações altamente energéticas. Quando as pressões acústicas são suficientemente elevadas, as bolhas podem ser conduzidas inercialmente a um colapso violento, irradiando ondas de choque e gerando elevadas pressões e temperaturas internas de gás.

A energia no ponto de colapso é, em alguns casos, suficiente para dissociar as moléculas de gás na bolha, que se recombinam radiativamente para produzir luz, um processo conhecido como sonoluminescência (Brenner et al 2002[203]) que foi utilizado para detetar cavitação transitória no estudo de Roy et al (1994) .[202]

A cavitação transitória só ocorre quando a lima pode vibrar

livremente no canal ou quando a lima toca levemente (não intencionalmente) a parede do canal (Roy et al 1994[202]). A propriedade da superfície da lima é importante para o aumento da cavitação (Roy et al 1994[202]). No seu estudo, uma lima lisa com arestas vivas e uma secção transversal quadrada produziu significativamente mais cavitação transitória do que a lima K devido à cavitação das arestas. A cavitação transitória era visível na extremidade apical e ao longo do comprimento da lima. Uma lima pré-formada introduzida num canal curvo tem mais probabilidades de produzir cavitação transitória do que uma lima reta (Roy et al 1994[202]). Outros investigadores afirmam que a cavitação proporciona apenas um benefício menor na irrigação ultra-sónica, ou que não ocorre de todo.

MÉTODOS DE APLICAÇÃO DE IRRIGANTES DURANTE O PUI

Podem ser utilizados dois métodos de lavagem durante a PUI, nomeadamente

- Uma descarga contínua de irrigante da peça de mão ultra-sónica, ou
- Uma técnica de lavagem intermitente através da utilização de uma seringa[204]

TÉCNICA DE DESCARGA INTERMITENTE

Na técnica de lavagem intermitente, o irrigante é injetado no canal radicular por uma seringa e reabastecido várias vezes após cada ciclo de ativação ultra-sónica. A quantidade de irrigante que flui através da região apical do canal pode ser controlada porque tanto a profundidade de penetração da seringa como o volume de irrigante administrado são conhecidos. Isto não é possível com a utilização do regime de irrigação contínua. Ambos os métodos de irrigação demonstraram ser igualmente eficazes na remoção de resíduos de dentina do canal radicular num modelo ex vivo, quando o tempo de irrigação foi fixado em 3 minutos .[139]

IRRIGAÇÃO CONTÍNUA POR ULTRA-SONS

O cloro, que é responsável pela dissolução dos tecidos orgânicos e pela propriedade antibacteriana do hipoclorito de sódio[15] 8, é instável e é consumido rapidamente durante a primeira fase de dissolução dos tecidos, provavelmente em 2 minutos. Por conseguinte, é altamente desejável um sistema de distribuição melhorado que seja capaz de reabastecer continuamente os irrigantes dos canais radiculares.

Foi desenvolvido por Nusstein um adaptador de agulha para uma peça de mão ultra-sónica[205] . Durante a ativação ultra-sónica, é utilizada uma agulha de irrigação de calibre 25 em vez de uma lima anendosónica. A agulha é simultaneamente activada pela peça de mão ultra-sónica, enquanto um irrigante é administrado a partir de um tubo intravenoso ligado através de um Luerlok a uma seringa de irrigação. O irrigante pode assim ser administrado apicalmente através da agulha num fluxo contínuo. A utilização desta tecnologia de irrigação contínua para a irrigação final após a instrumentação manual/rotativa foi investigada in vivo. Os dados destes estudos demonstraram que 1 minuto de irrigação ultra-sónica contínua produziu canais e istmos significativamente mais limpos, tanto em dentes vitais como necróticos[206] . Também resultou numa redução significativamente maior da contagem de unidades formadoras de colónias (CFU) em molares humanos necróticos infectados .[207]

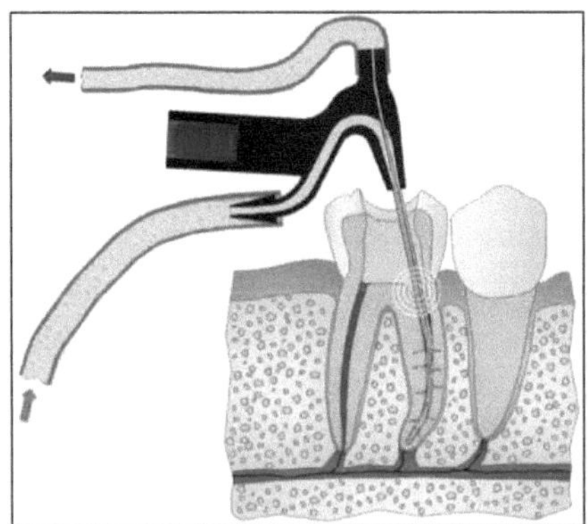

FIGURA 24: Dispositivo ultrassónico de Nusstein

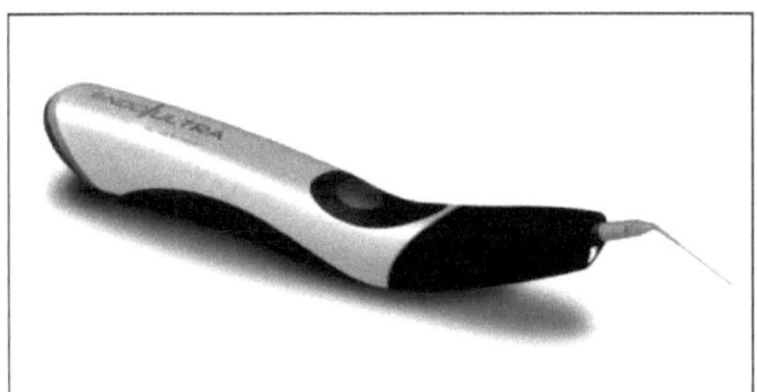

FIGURA 25: Sistema de ativação da irrigação Endo-Ultra

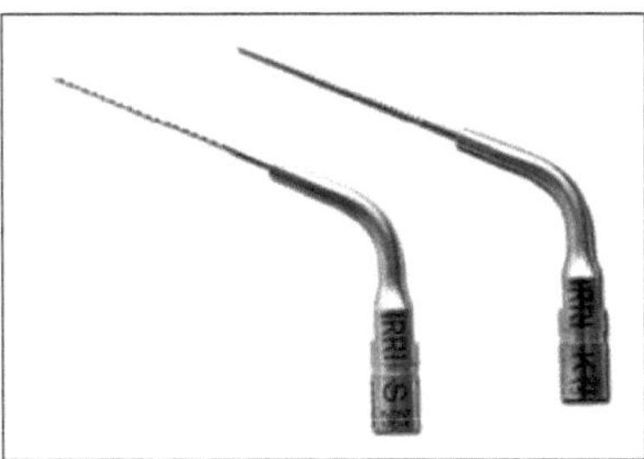

FIGURA 26: Pontas Satelec Acteon Irrisafe™ com fio serrilhado com lados não cortantes e porta de irrigação perto do cubo de fixação (Satelec)

APARELHO ULTRA-SÓNICO DE NUSSTEIN

O dispositivo inclui um conjunto de eixo modificado e uma agulha hipodérmica de aço inoxidável que concentra a energia ultra-sónica na ponta da agulha. O conjunto do eixo inclui ainda uma caixa roscada para fixar o conjunto do eixo a um gerador de ultra-sons, um eixo angular ligado à caixa roscada e um cubo ligado à extremidade do eixo angular oposta à caixa roscada. O eixo angular inclui um furo que passa através do seu comprimento e uma abertura que passa através da parede exterior do eixo. A abertura está posicionada perto do maior dos dois ângulos formados pelo eixo angular e está orientada na direção do cubo e inserida na abertura e passa através do furo no eixo angular.

IRRIGAÇÃO POR ULTRA-SONS COM DESCARGA INTERMITENTE

Na irrigação ultra-sónica intermitente, o irrigante é introduzido no canal radicular por uma agulha de seringa. O irrigante é então ativado com a utilização de um instrumento de oscilação ultra-sónica. O canal radicular é então lavado com irrigante fresco para remover os restos deslocados ou dissolvidos das paredes do canal.

ENDO-ULTRA™

O EndoUltra™ da Vista Dental™ utiliza a tecnologia ultra-sónica num dispositivo portátil sem fios. O EndoUltra™ é uma unidade activadora sem fios capaz de gerar uma frequência de ponta de 40.000 Hz e afirma criar um fluxo acústico suficiente e a cavitação necessária para limpar, penetrar e remover eficazmente o bloqueio de vapor.

O kit completo EndoUitra™ inclui 6 pontas activadoras NiTi autoclaváveis que ressoam ao longo de todo o comprimento da ponta. Estas pontas multiusos não encaixam nem removem

estrutura dentária. Estão disponíveis em dois tamanhos: 15/02 e 25/04 com marcadores de profundidade a 18 mm, 19 mm e 20 mm. A frequência da ponta é de 40 kHz (40.000 ciclos / segundo) (FIGURA 25)

IRRISAFE™

O IrriSafe foi concebido para a remoção segura da camada de smear layer, detritos de dentina e bactérias do canal radicular. Os instrumentos IrriSafe são utilizados durante a Irrigação Ultrassónica Passiva (PUI) com Hipoclorito de Sódio (Hipoclorito de Sódio). Trata-se de um instrumento pequeno, de forma paralela e não cortante (ponta romba), pelo que pode ser utilizado em todo o canal radicular. (FIGURA 26)

A sua utilização recomendada é de até 1-3 minutos de irrigação no final da preparação do canal radicular. Permite os dois tipos de irrigação - contínua (3 minutos) ou intermitente (1 minuto).

EFICÁCIA DA IRRIGAÇÃO ULTRA-SÓNICA PASSIVA

REMOÇÃO DAS CAMADAS DE ESFREGAÇO

Foi acumulada uma grandc quantidadc dc provas quc indicam quc a PUI com água como irrigante não remove a smear layer[208,209] ,. Quando a PUI foi utilizada com hipoclorito de sódio a 3%, Cameron relatou a remoção completa da smear layer[209.] . Estes resultados foram confirmados em estudos subsequentes por Alacam[210] com diferentes concentrações de hipoclorito de sódio. Guerisoli et al[211] relataram que as camadas de smear layer foram efetivamente removidas dos terços apical, médio e cervical das paredes do canal pelo ácido etileno diamino tetra acético mais Cetavlon (EDTAC) e hipoclorito de sódio, usando uma lima tamanho 15 energizada por agitação ultra-sônica. Outros estudos relataram resultados contraditórios sobre o aumento da eficácia da irrigação ultra-sónica na remoção da camada de esfregaço. Embora a PUI tenha demonstrado ser significativamente melhor do que a irrigação com agulha de seringa, Cheung e Stock[212] não conseguiram remover completamente a smear layer utilizando a PUI com hipoclorito de sódio a 1% durante 10 segundos. Outros estudos[213] também demonstraram que a PUI com EDTA ou uma combinação de EDTA e hipoclorito de sódio não removeu completamente as camadas de smear layer do terço apical das paredes do canal.

REMOÇÃO DE BACTÉRIAS

Numerosas investigações demonstraram que a utilização de PUI após instrumentação manual ou rotativa resultou numa redução significativa do número de bactérias[180,214,215,216,217] ou obteve resultados significativamente melhores do que a irrigação com agulha de seringa[216,217]. Estes resultados positivos com a utilização de PUI podem ser atribuídos a 2 factores principais.

(l) Os ultra-sons de alta potência provocam a desaglomeração dos biofilmes bacterianos através da ação do fluxo acústico. A desaglomeração de biofilmes dentro de um canal radicular pode tornar as bactérias planctónicas resultantes mais susceptíveis à atividade bactericida do hipoclorito de sódio.

(2) A cavitação pode ter produzido um enfraquecimento temporário da membrana celular, tornando as bactérias mais permeáveis ao hipoclorito de sódio.

IRRIGAÇÃO ULTRA-SÓNICA PASSIVA EM CANAIS CURVOS

A PUI também pode ser eficaz em canais curvos (Metzler & Montgomery 1989[218], Jensen et al. 1999[179], Gutarts et al. 2005[183]) e o melhor resultado é obtido quando a lima é pré-curvada (Lumley & Walmsley 1992)[195]. Nos estudos de Goodman et al. (1985), Metzler & Montgomery (1989), Jensen et al. (1999), Gutarts et al (2005), foi examinada a porção apical do canal radicular, ou seja, abaixo da curva. Quando comparada com a irrigação com seringa (Goodman et al. 1985, Metzler & Montgomery 1989, Gutarts et al. 2005), a PUI teve um desempenho significativamente melhor. A PUI e a limpeza do istmo. Alguns estudos avaliaram especificamente a eficácia de limpeza da PUI no istmo que corre entre dois canais. Os seus resultados confirmam um istmo significativamente mais limpo quando a PUI é utilizada em comparação com a irrigação com seringa (Goodman et al. 1985, Metzler & Montgomery 1989, Gutarts et al. 2005), o que demonstra que a PUI tem o potencial de remover tecido pulpar e detritos de dentina de áreas remotas do sistema de canais radiculares não tocadas por instrumentos endodônticos.

AQUECIMENTO DO IRRIGANTE E DA SUPERFÍCIE RADICULAR DURANTE A IRRIGAÇÃO ULTRA-SÓNICA PASSIVA

Cameron (1988)[204] relatou um aumento da temperatura intracanal de 37 a 45 graus perto da ponta do instrumento e de 37 graus longe da ponta quando o irrigante foi ativado por ultra-sons durante 30 s sem reabastecimento. Foi registado um efeito de arrefecimento de 37 a 29 graus quando o irrigante foi reabastecido com um fluxo contínuo de irrigante. A temperatura do irrigante era de 25 graus. A temperatura externa estabilizou em 32 graus durante um fluxo contínuo do irrigante e atingiu um máximo de 40 graus em 30 s sem fluxo contínuo. Ahmad (1990)[219] relatou um aumento médio de temperatura de 0,6 graus durante um fluxo contínuo de irrigante. A temperatura inicial do seu irrigante era de 20 graus.

PARÂMETROS DE IRRIGAÇÃO ULTRA-SÓNICA PASSIVA

CONICIDADE DA LIMA E DIÂMETRO DO CANAL RADICULAR

A conicidade e o diâmetro do canal radicular têm influência na eficácia da PUI na remoção de detritos de dentina do canal radicular. No estudo de Lee et al.

(2004)[191] , foram efectuados 3 min de PUI com hipoclorito de sódio a 2% em cada canal. Dos seus resultados, pode concluir-se que, dentro de certos limites (tamanho 20, conicidade 0,04 a tamanho 20, conicidade 0,10), quanto maior for a conicidade, mais detritos de dentina podem ser removidos.

TEMPO DE REGA

A influência do tempo de irrigação na eficácia da PUI não é clara. Um estudo alegou uma maior remoção da smear layer após 5 min de PUI em oposição a 3 min (Cameron 1983)[191] No estudo de Sabins et al. (2003)[178] , não foi encontrada diferença significativa entre 30 e 60 s de PUI na remoção de detritos de dentina do canal radicular. No seu estudo, em vez de um fluxo contínuo de hipoclorito de sódio durante a

PUI, o hipoclorito de sódio foi injetado no canal radicular por uma seringa e não foi renovado durante a ativação ultra-sónica do hipoclorito de sódio.

PUI COM UM FIO LISO

Um fio liso é tão eficaz quanto uma lima de corte normal na remoção de resíduos de dentina durante a PUI (van der Sluis et al. 2005)[220] Parece preferível usar um fio liso durante a PUI porque não corta intencionalmente a parede do canal radicular e pode, portanto, evitar formas aberrantes do canal radicular ou perfuração da raiz (apical) (Mayer et al. 2002)[221] Vários estudos (, Cameron 1983[222] , Goodman et al. 1985[223] , & Cengiz 1997[224] , Mayer et al. 2002[221] , Gutarts et al. 2005[183]) utilizaram fios lisos e demonstraram a sua eficácia durante a PUI. O fio liso utilizado no estudo de Gutarts et al. (2005)[183] era, de facto, uma agulha oca activada por ultra-sons através da qual o irrigante era introduzido no canal radicular.

ENERGIA ULTRA-SÓNICA VERSUS ENERGIA SÓNICA

Existem distinções críticas entre a energia ultra-sónica e a energia sónica que são importantes na seleção de um método para maximizar a hidrodinâmica do fluido. Não existem provas definitivas na literatura que sustentem que uma forma de energia é superior à outra (Walmsley, Lumley e Laird, 1989[177] ; Pitt, 2005[225] ; Jensen et al, 1999[179]).

Van der Sluis et al afirmaram que a velocidade de escoamento do irrigante está relacionada com a eficiência de limpeza, quanto maior a velocidade de escoamento maior a eficiência de limpeza, apoiada pela fórmula matemática que prognostica a velocidade de escoamento, ou seja

Velocidade de escoamento (v) = 21fa2/r

Em que f = frequência, a = amplitude e r = raio do instrumento.

Em que as variáveis influenciam linearmente, exponencialmente e inversamente o fenómeno hidrodinâmico.

De acordo com esta fórmula, maximizando a amplitude, ou seja, quanto maior for o movimento para a frente e para trás de uma ponta vibratória, maior será a velocidade de fluxo de um reagente. A frequência pode ser considerada como o intervalo de tempo que uma ponta vibratória demora a mover-se através de um ciclo de deslocamento para a frente e para trás. Além disso, também é bem conhecido que a energia sónica gera amplitudes significativamente mais elevadas, ou um maior movimento da ponta para a frente e para trás, em comparação com os instrumentos de ultra-sons. Independentemente da fonte de energia, é produzida uma onda de energia de tipo sinusoidal, com uma determinada periodicidade, que se desloca ao longo do comprimento de um instrumento. Esta onda oscilante de energia produz uma amplitude de modulação. Um gráfico do movimento da onda demonstra uma curva periódica de modulação que tem picos e vales, medidos a partir do seu valor de equilíbrio.

A energia ultra-sónica gera múltiplos nós e antinós ao longo do comprimento do objeto vibrado. Devido a este mecanismo de ação, a amplitude é indesejavelmente amortecida quando a ponta vibratória entra em contacto com as paredes dentinárias de uma preparação. Qualquer ponta vibratória, mesmo que pré-curvada, irá quase de certeza entrar em contacto com a dentina, uma vez que praticamente todos os canais, mesmo quando bem formados, apresentam algum grau de curvatura. O contacto entre uma ponta ultrassónica e a dentina resulta numa amplitude reduzida, numa diminuição indesejável do movimento da ponta e numa redução exponencial da velocidade do fluxo. Até à data, todos os instrumentos de ultra-sons são fabricados a partir de ligas metálicas, sendo que alguns instrumentos de ultra-sons são activos, com arestas de corte, enquanto outros instrumentos não são activos, uma vez que as suas arestas de corte foram reduzidas ou eliminadas. Independentemente disso, a vibração de qualquer ponta metálica, mesmo pré-curvada, em torno da curvatura de um canal convida à formação de saliências, transposições apicais, perfurações laterais ou instrumentos partidos.

Pelo contrário, a energia sónica produz frequências mais baixas em comparação com os dispositivos ultra-sónicos. No entanto, a investigação demonstrou que, quando um instrumento sonoro é carregado, o movimento elíptico é eliminado, deixando uma oscilação de lima longitudinal pura. Este modo de vibração demonstrou ser particularmente eficiente, uma vez que não era afetado pelo carregamento e apresentava grandes amplitudes de deslocação (Walmsley, Lumley e Laird, 1989[177]). Apesar de a fórmula da velocidade de fluxo poder não ser perfeitamente responsável pelas condições intracanais, as amplitudes maiores influenciam exponencialmente o fenómeno hidrodinâmico.

DISPOSITIVOS DE ALTERAÇÃO DA PRESSÃO

Existem dois fenómenos dilemáticos associados à aplicação de irrigantes com agulha de seringa convencional. É desejável que os irrigantes estejam em contacto direto com as paredes do canal para um desbridamento eficaz dos detritos e remoção da camada de esfregaço. No entanto, é difícil para estes irrigantes chegarem às porções apicais dos canais, quando as pontas das agulhas são colocadas demasiado longe da extremidade apical dos canais. Por outro lado, se as pontas das agulhas forem posicionadas demasiado perto do forame apical, existe uma maior possibilidade de extrusão do irrigante a partir do forame, o que pode resultar em danos iatrogénicos graves nos tecidos periapicais[226] . A administração concomitante de irrigante e a aspiração através da utilização de dispositivos de alternância de pressão constituem uma solução plausível para este problema.

Protocolos experimentais iniciais

A primeira utilização experimental de uma técnica de irrigação por alternância de pressão foi a tecnologia sem instrumentação (NIT) inventada por Lussi et al[227] . O desbridamento do canal e a dissolução de detritos orgânicos foram alcançados apenas com a utilização de hipoclorito de sódio de baixa concentração que foi introduzido e removido do canal utilizando um campo de pressão subambiente alternado.

Outro sistema experimental de irrigação por alternância de pressão foi introduzido por Fukumoto et al[228]. Este sistema era composto por uma agulha de injeção (diâmetro externo, 0,41 mm; diâmetro interno, 0,19 mm; Nipro Co, Osaka, Japão) e uma agulha de aspiração (diâmetro externo, 0,55 mm; diâmetro interno, 0,30 mm; Terumo Co, Tóquio, Japão) ligadas a um localizador apical (Root ZX; J Morita USA, Inc, Irvine, CA).

A pressão de aspiração da unidade foi mantida a 20 kPa. O dispositivo foi avaliado utilizando diferentes posições de colocação da agulha de injeção e da agulha de aspiração para a eficácia da remoção da smear layer do terço apical das paredes do canal e a frequência de extrusão de hipoclorito de sódio do forame apical.

Eventualmente, os protótipos levaram à introdução de sistemas de irrigação contemporâneos que utilizam pressão negativa para administrar o irrigante na área pretendida[168]. A cavidade de acesso é continuamente inundada com o irrigante, e uma pequena cânula, através da qual é aplicada pressão negativa, é inserida na proximidade do comprimento de trabalho. Isto provoca o fluxo contínuo do irrigante para a parte apical do canal, enquanto o irrigante é aspirado pela pequena cânula[168]. Este sistema de irrigação é aplicado após a instrumentação do canal. Para obter um efeito completo, este método requer um alargamento do canal para #40/0.04 ou #40/0.06[229,230], o que torna o método útil em canais rectos, mas potencialmente de valor limitado em canais finos e curvos, nos quais esse alargamento pode não ser conseguido com segurança.

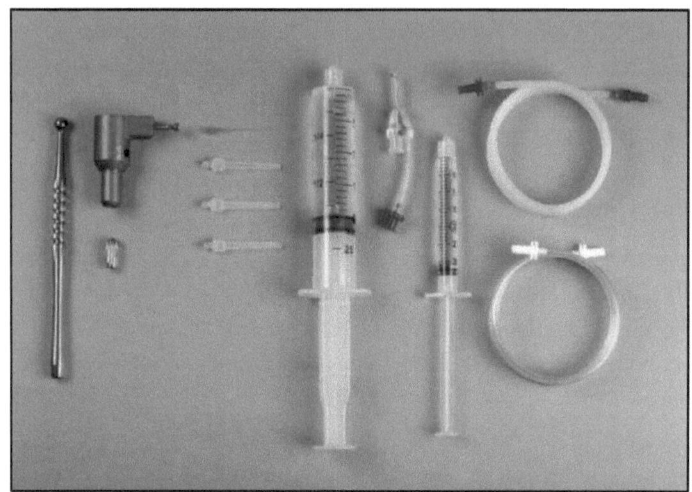

FIGURA 27: Os componentes do sistema Endovac: A ponta de distribuição principal (MDT) acomoda seringas de diferentes tamanhos cheias de irrigante, a macrocânula está ligada a uma peça de mão de alumínio autoclavável e a microcânula está ligada a uma peça de dedo de alumínio autoclavável. A macrocânula, a microcânula e a MDT estão ligadas através de tubos de plástico transparente. Os tubos são ligados à aspiração de grande volume da cadeira dentária através do adaptador multiportas (cortesia do Dr. John Schoeffel)

O SISTEMA ENDOVAC™

O sistema de irrigação apical de pressão negativa do sistema Endovac (Discus Dental, Culver City, CA) (FIGURA XXI) tem três componentes activos: a Master Delivery Tip (MDT), a macrocânula e a microcânula. A MDT acomoda uma seringa de irrigante, que é injectada através de uma agulha de calibre 20. Existe também uma campânula de sucção de plástico ligada em torno da agulha de calibre 20 que está ligada a um tubo de plástico transparente, que se insere num adaptador multiportas e depois é inserido na sucção de grande volume[231] . Como tal, o MDT pode fornecer e evacuar simultaneamente qualquer excesso de irrigante que possa fluir da câmara pulpar (FIGURA 27). A macrocânula (FIGURA 28) é utilizada para extrair o irrigante por meio de sucção da câmara para os segmentos coronal e médio do canal, enquanto o irrigante é simultaneamente administrado à câmara pulpar dirigido para uma parede axial e nunca para um orifício do canal. A macrocânula ou microcânula é ligada através de um tubo de plástico transparente à aspiração de alta velocidade da unidade dentária por meio do adaptador multiportas. A macrocânula de plástico tem um diâmetro externo de tamanho ISO de 0,55 mm e um diâmetro interno de tamanho ISO de 0,35 mm. É feita de plástico azul translúcido, tem uma conicidade de 0,02 e destina-se a ser utilizada apenas num único doente. É fixada confortavelmente a uma peça de mão de alumínio autoclavável (FIGURA 29) e é utilizada num movimento de bicada para cima e para baixo, enquanto o irrigante é simultaneamente administrado passivamente à câmara pulpar da forma acima mencionada. É utilizada para remover os detritos grosseiros e os tecidos deixados para trás durante a instrumentação. A microcânula (FIGURA 30) contém 12 orifícios microscópicos e é capaz de evacuar os detritos até ao comprimento total de trabalho. A microcânula de aço inoxidável de 0,32 mm de diâmetro externo e conicidade zero tem quatro conjuntos de três orifícios deslocados, cortados a laser e posicionados lateralmente, adjacentes à sua extremidade fechada, com 100 mm de diâmetro e espaçados de 100 g. Estes orifícios actuam como filtros para evitar que o irrigante seja libertado. Estes orifícios actuam como filtros para evitar o entupimento do lúmen interno da microcânula, que tem um diâmetro interno de 0,20 mm ISO. A microcânula está ligada a uma peça de dedo de alumínio autoclavável e é utilizada para irrigar a parte apical do canal quando está posicionada no comprimento de trabalho.

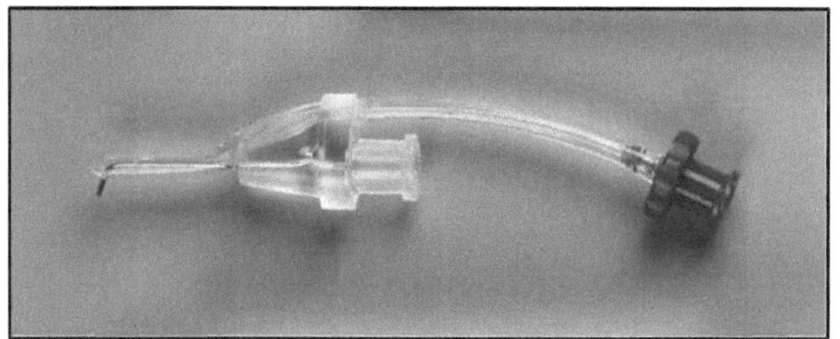

FIGURA 28: Ponta de aplicação principal (MDT) composta por uma agulha de calibre 20 e conectores Luer Lock para ligar à seringa e à aspiração de grande volume da cadeira dentária (Cortesia: Kerr Endodontics (Sybronendo). Orange, Califórnia)

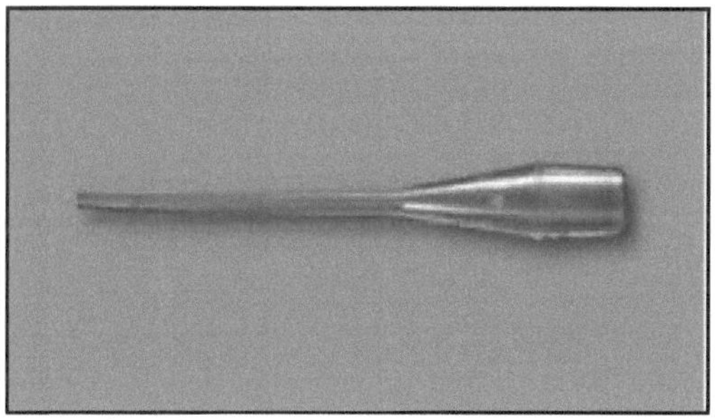

FIGURA 29: A microcânula é feita de plástico azul translúcido e está ligada a uma peça de mão de alumínio autoclavável (Cortesia: Kerr Endodontics (Sybronendo).Orange, Califórnia)

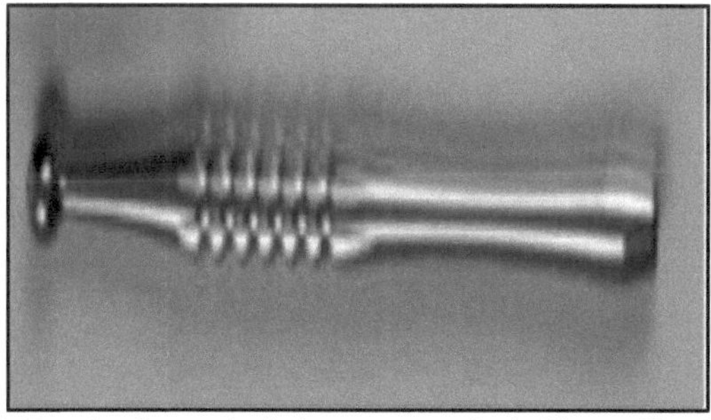

FIGURA 30: Peça de mão autoclavável para a macrocânula (Curtesy Kerr Endodontics (Sybronendo), Orange, Califórnia)

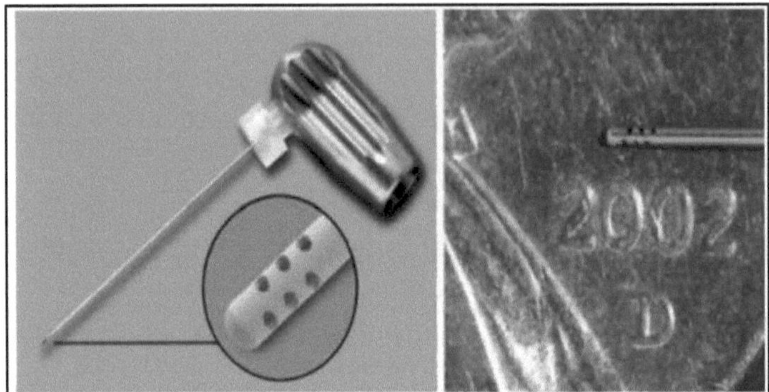

FIGURA 31: A microcânula de aço inoxidável de tamanho ISO com 0,32 mm de diâmetro externo e conicidade zero tem quatro conjuntos de três orifícios deslocados, cortados a laser e posicionados lateralmente, adjacentes à sua extremidade fechada, com 100 m de diâmetro e espaçados 100 vezes (cortesia do Dr. John Schoeffel)

A microcânula tem uma extremidade fechada e deve ser levada até ao comprimento total de trabalho para aspirar irrigantes e detritos. A microcânula pode ser utilizada em canais alargados com limas endodônticas de tamanho ISO .35 mm com conicidade 0,04 ou superior. Também pode ser considerada uma preparação não cónica; nesta situação, o fabricante recomenda uma ampliação do canal radicular para 40/0,02. Este método, através do qual a cânula no canal exerce simultaneamente uma pressão negativa, puxa o irrigante do seu fornecimento fresco na câmara, desce pelo canal até à ponta da cânula, entra na cânula e sai através da mangueira de sucção, mantendo um fluxo constante de irrigante fresco que é fornecido por pressão negativa ao comprimento de trabalho. Um estudo demonstrou que o volume de irrigante fornecido pelo sistema EndoVac foi significativamente superior ao volume fornecido pela irrigação convencional com agulha de seringa durante o mesmo período de tempo[232] . Este estudo também confirmou que a utilização do sistema EndoVac resultou numa remoção significativamente maior de detritos a 1 mm do comprimento de trabalho do que a irrigação com agulha. Uma vez que o dispositivo é novo, ainda não está disponível nenhum estudo clínico sobre a sua eficácia de desbridamento clínico.

Para além de ser capaz de evitar o aprisionamento de ar, o sistema EndoVac também é vantajoso na sua capacidade de fornecer irrigantes em segurança ao comprimento de trabalho sem causar a sua extrusão indevida no periápice .[232]

MODO DE UTILIZAÇÃO:

A irrigação começa durante a instrumentação rotativa. A MDT (ponta de distribuição principal) fornece irrigante fresco à abertura de acesso quando cada instrumento é mudado na peça de mão. A utilização da MDT é opcional durante as fases de acesso e de instrumentação do tratamento do canal radicular. Pode ser utilizada uma seringa normal de monojecção para reabastecer o irrigante na câmara pulpar durante a instrumentação. Isto remove os detritos da instrumentação e troca o irrigante no interior da câmara pulpar à medida que as limas subsequentes são aproximadas e, por fim, até ao comprimento de trabalho. Quando utilizar a MDT, dirija sempre o fluxo de irrigante contra a parede da câmara e nunca para o orifício do canal. Após a instrumentação completa, a macrocânula é utilizada em cada canal durante 30 segundos, num movimento curto de bico para cima e para baixo, tão próximo quanto possível do comprimento de trabalho. Continue a administrar hipoclorito de sódio abundante com a MDT enquanto a macrocânula se move para cima e para baixo no canal. Observe a macrocânula para verificar se o fluxo é contínuo e assegure-se de que não fica bloqueada com detritos. Se isso acontecer, exprima água através da pega e da macrocânula para desalojar o bloqueio. A utilização da macrocânula no protocolo de irrigação final removerá os detritos grosseiros e o tecido deixado para trás durante a instrumentação.

O passo seguinte envolve três microciclos. Chamam-se Micro Cycles porque a microcânula é agora utilizada em todo o seu comprimento de trabalho para remover detritos do lúmen do canal e das áreas do istmo. Utilize uma régua para posicionar a rolha de borracha que é colocada na microcânula ou marque a microcânula com um marcador indelével. Guiar delicadamente a microcânula até ao comprimento total de trabalho, segurando a peça de dedo. A peça de dedo é então libertada e a tubagem é estabilizada. O hipoclorito de sódio é adicionado com o MDT à câmara pulpar durante 10 segundos; após 10 segundos, o fluxo de irrigante é interrompido durante apenas alguns segundos para permitir que as bolhas de gás formadas pela hidrólise sejam purgadas do canal. O hipoclorito de sódio é adicionado durante mais 10 segundos, após os quais o fluxo de irrigante é novamente interrompido para permitir que as bolhas de gás sejam purgadas do canal. O hipoclorito de sódio é então adicionado uma terceira e última vez durante mais 10 segundos, mas no final deste período de tempo, a microcânula é removida pela peça de dedo enquanto a MDT continua a fornecer hipoclorito de sódio à câmara pulpar para não permitir a sua remoção do canal que está a ser tratado. Isto permite que o canal seja carregado (embebido) com hipoclorito de sódio fresco durante 60 segundos. O primeiro microciclo permite que o componente orgânico da camada de smear layer seja removido, para além de quaisquer detritos finos deixados para trás durante a instrumentação. O segundo microciclo com EDTA remove o componente inorgânico da camada de esfregaço. A microcânula é novamente guiada com delicadeza até ao comprimento total de trabalho. O EDTA é adicionado durante 10 segundos e, em seguida, a microcânula é removida, permitindo que o canal seja carregado durante 60 segundos. Como mencionado, isto irá remover o componente inorgânico da camada de smear layer e expor os túbulos dentinários em preparação para o terceiro ciclo Micro. O terceiro ciclo Micro é igual ao primeiro ciclo Micro, duas purgas e uma carga durante 60 segundos. Agora que a camada de smear layer foi removida das paredes do canal radicular pelos dois primeiros microciclos, este terceiro microciclo permitirá que o hipoclorito de sódio entre nos túbulos dentinários por osmose e dissolva o tecido e a microbiota restantes[233] . Não há melhor maneira de secar os canais radiculares do que guiar delicadamente a microcânula até ao comprimento total de trabalho durante apenas um momento. Seguem-se um ou dois pontos de papel. O(s) canal(is) está(ão) agora pronto(s) para a obturação.

Uma vantagem do sistema EndoVac parece ser a capacidade de administrar com segurança o irrigante ao comprimento de trabalho. Para evitar acidentes com hipoclorito de sódio, os médicos devem ter cuidado com a distância a que a agulha de irrigação é colocada no canal. As recomendações incluem não prender a agulha no canal, não colocar a agulha perto do comprimento de trabalho e utilizar um caudal suave para evitar acidentes com consequências potencialmente graves[234] Com o EndoVac, o irrigante é puxado para dentro do canal e removido por pressão negativa no comprimento de trabalho. O estudo de Fukumoto et al.[228] comparou a extrusão do irrigante para fora do ápice utilizando métodos de irrigação semelhantes aos deste estudo. O seu método, também utilizando pressão negativa, mostrou menos extrusão de irrigante do que a irrigação com agulha quando ambos foram colocados a 2 mm do comprimento de trabalho.

O SISTEMA RINSENDO™

O sistema RinsEndo (FIGURA 32) (Du "rr Dental co) é outro dispositivo de irrigação do canal radicular que se baseia na tecnologia de pressão-sucção[141,167] . Com este sistema, 65 ml de uma solução de lavagem que oscila a uma frequência de 1,6 Hz são retirados de uma seringa anexa e transportados para o canal radicular através de uma cânula adaptada. A peça de mão em titânio aceita uma cânula de utilização única especialmente concebida com uma abertura de 7 mm de comprimento. A abertura longa elimina o bloqueio, permitindo que a solução de irrigação alcance e desinfecte todas as porções do canal. Uma rolha de proteção protege contra salpicos e serve de dispositivo de posicionamento para o ejetor de saliva. Na fase de pressão, 65 microlitros de solução são automaticamente retirados da seringa anexa e aspirados para dentro do canal. A pressão criada pela irrigação Rinsendo é mais baixa do que a pressão criada por uma seringa durante a irrigação manual. Durante a fase de sucção, a solução usada e o ar são extraídos do canal radicular e automaticamente misturados com solução de lavagem fresca.

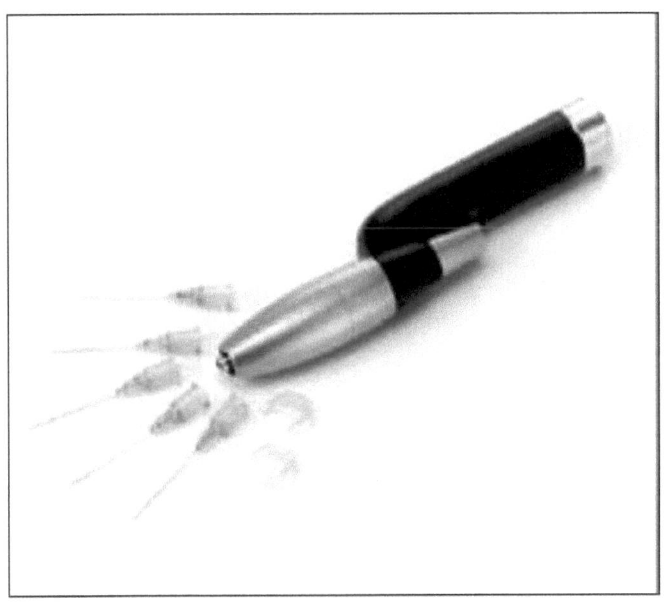

FIGURA 32: O sistema Rinse Endo

Os ciclos de pressão-sucção alteram-se aproximadamente 100 vezes por minuto.

O Rinsendo é alimentado com ar comprimido dentário. É acionado pelo pedal da unidade dentária. Um conetor liga o Rinsendo à tubagem da peça de mão. O Rinsendo é compatível com todas as soluções de irrigação.

ESPECIFICAÇÕES

Consumo de ar: 0,70 CFM

Pressão de alimentação de ar: 35 a 60 psi

Velocidade de irrigação: 6,2 (ml/min)

Taxa de pulsação: 1,6 Hz Dimensões (C x L x A): 6" x 0,9" x1,4" Peso: 3 onças

O kit Rinsendo inclui: Peça de mão Rinsendo, acoplamento, cânulas descartáveis (qtd. 20), protectores (qtd. 20), kit de vedação com lubrificante de silicone, seringas descartáveis de 5 ml (qtd. 3), manual de instruções Esterilização: O Rinsendo pode ser esterilizado em autoclave a 134^0 C.

O fabricante do RinsEndo afirma que o terço apical do canal pode ser eficazmente lavado, com a cânula restrita ao terço coronal do canal radicular devido à natureza pulsante do fluxo do fluido. Este sistema demonstrou, num modelo de dente extraído, ser superior à irrigação estática convencional na penetração na dentina de um marcador de corante; no entanto, foi também observado um maior risco de extrusão apical do irrigante[141] . A eficácia do sistema RinsEndo na limpeza das paredes do canal foi posta em causa por McGill et al[167] . Tendo em conta a dificuldade na geração de biofilmes multiespécies realistas e padronizados em dentes extraídos, utilizaram um modelo de dente dividido contendo colagénio solubilizado corado para simular um biofilme bacteriano ao longo das paredes do canal.

Dentro de quaisquer limitações impostas pelo modelo, verificou-se que o RinsEndo era menos eficaz na remoção do colagénio manchado das paredes do canal radicular quando comparado com a irrigação manual dinâmica por agitação manual dos canais instrumentados com pontas de guta-percha bem ajustadas. À semelhança do sistema EndoVac, não existe nenhum estudo clínico disponível até à data que apoie a eficácia do desbridamento clínico ou as melhorias nos resultados do tratamento associadas à utilização do sistema RinsEndo.

CAPÍTULO 8 : AVANÇOS RECENTES NA DESINFECÇÃO DOS CANAIS RADICULARES E DISPOSITIVOS DE IRRIGAÇÃO

SISTEMA DE LIMA AUTO-AJUSTÁVEL (BOMBA DE IRRIGAÇÃO VATEA)

O sistema SAF é um sistema de moldagem e limpeza concebido para um tratamento endodôntico minimamente invasivo. O sistema consiste numa lima auto-ajustável (FIGURA 34) operada com uma cabeça de peça de mão RDT (FIGURA 33) e uma bomba de irrigação (a bomba VATEA ou a EndoStation) que fornece um fluxo contínuo de irrigante através da lima oca. Uma vez que a lima é construída como um cilindro de paredes reticuladas, não é gerada qualquer pressão dentro da lima; qualquer pequena pressão gerada pela bomba para fornecer o irrigante através do tubo é eliminada no momento em que o irrigante entra na lima.

A SAF não tem um eixo metálico sólido.[235,236,237] A lima foi concebida como um tubo oco, cujas paredes são feitas de uma rede fina de níquel-titânio com uma superfície exterior rugosa. A lima tem uma ponta posicionada assimetricamente, localizada na parede do tubo, em oposição às pontas simetricamente centradas encontradas em todas as limas rotativas de níquel-titânio convencionais. O sistema SAF é flexível e compressível, de modo que uma SAF de I,5 mm de diâmetro pode ser comprimida num canal radicular onde anteriormente só podia ser inserida uma lima #20 K[237] . Esta compressibilidade também permite que a lima se adapte à forma da secção transversal do canal. Quando inserida num canal oval com um diâmetro mesiodistal de 0,2 mm, uma lima SAF de 1,5 mm será comprimida mesiodistalmente e, assim, espalhada bucolingualmente até 2,4 mm. Isto ocorre mesmo que o operador não se aperceba de que o canal é oval; daí o nome "lima auto-ajustável"[235] . No entanto, esta lima achatada não pode rodar no canal e é, portanto, operada com vibrações de entrada e saída criadas pela cabeça da peça de mão RDT.

A CABEÇA DA PEÇA DE MÃO RDT

A cabeça da peça de mão RDT tem uma função mecânica dupla. Transforma a rotação do micro-motor numa vibração trans-linear de entrada e saída com uma amplitude de 0,4 mm. Também contém um mecanismo de embraiagem que permite que a SAF rode lentamente quando não está engatada, mas que pára completamente a rotação quando a lima é engatada. O micromotor é acionado a 5000 rpm, o que resulta em 5000 vibrações/min, e o operador utiliza movimentos de bicada ao utilizar a SAF. A rotação livre da lima é necessária para garantir que, quando a SAF entra no canal durante o movimento de bicada, o faz numa posição circular diferente e aleatória de cada vez, garantindo assim um tratamento uniforme das paredes do canal[235,236] . Esta posição circular aleatória também permite que a ponta assimétrica da lima negoceie as curvaturas que podem ser encontradas no canal radicular. As cabeças RDT estão disponíveis em várias configurações e podem ser adaptadas a uma grande variedade de motores/peças endodônticas.

A BOMBA DE IRRIGAÇÃO VATEA

A VATEA (ReDent) a é uma bomba peristáltica autónoma com um reservatório de irrigante incorporado de 500 ml, acionada através de um interrutor de pé e alimentada por uma bateria recarregável.[235] A lima SAF está equipada com um cubo de rotação livre ligado a um tubo de polietileno, permitindo assim o fluxo do irrigante através da lima oca e para o interior do canal radicular. O irrigante pode ser introduzido no tubo a uma velocidade que varia de 1 a 10 ml por minuto, sendo a configuração típica recomendada de 4 ml por minuto.

A ENDOSTAÇÃO

A EndoStation (ReDent e Acteon) é uma máquina composta concebida especificamente para a SAF que utiliza uma peça de mão RDT especial. No entanto, também pode ser utilizado com uma peça de mão convencional com limas rotativas ou recíprocas. A EndoStation está equipada com uma bomba peristáltica que permite a irrigação contínua quando utilizada no "modo SAF". Utiliza-se um frasco externo como recipiente de irrigação da EndoStation, a partir do qual o irrigante é aspirado pela bomba peristáltica para o tubo e através dele para a lima anexa. Quando utilizada no "modo SAF", tanto o micromotor como a bomba de irrigação são acionados simultaneamente através de um único pedal

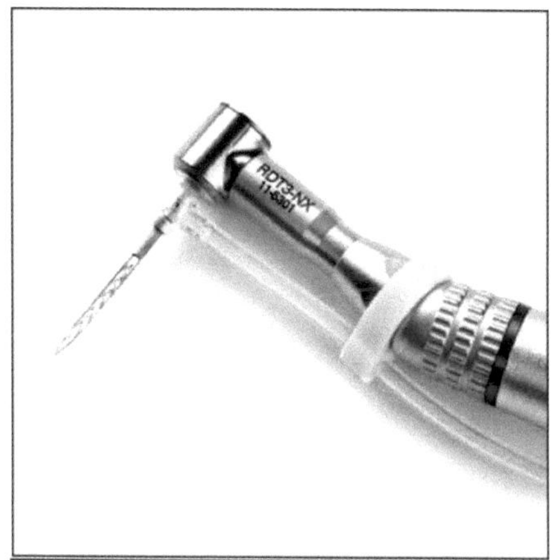

FIGURA 33: Cabeça da peça de mão RDT

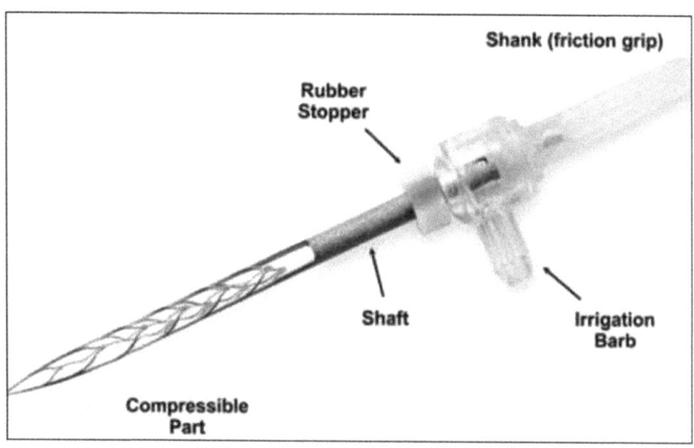

FIGURA 34: O ficheiro auto-ajustável

CARACTERÍSTICAS TECNOLOGICAMENTE AVANÇADAS DO SAF

Irrigação sem pressão com esfrega

Seringa e agulha é o método de irrigação mais comum. Este método utiliza pressão positiva para levar o irrigante ao WL e, consequentemente, envolve o risco de um "acidente com hipoclorito de sódio", no qual o irrigante é passado para além do ápice. Os sistemas de pressão negativa, como o EndoVac (SybronEndo), foram concebidos para ultrapassar este problema, utilizando pressão negativa para levar o irrigante até à parte apical do canal. Em ambos os conceitos descritos acima, a irrigação é aplicada de forma intermitente, apenas quando a lima é retirada do canal.

O hipoclorito de sódio é gradualmente inactivado à medida que actua para dissolver o tecido pulpar ou o biofilme bacteriano[238,239] . Na presença de tecido pulpar e/ou biofilme bacteriano, a ação do hipoclorito de sódio sobre essas substâncias consome, enfraquece e inativa o hipoclorito de sódio.[240]

Quando colocado num canal radicular, o volume de hipoclorito de sódio é bastante limitado (aproximadamente 10 L nos incisivos centrais superiores), e quando o tecido pulpar ou as bactérias estão presentes, o hipoclorito de sódio pode ser rapidamente consumido e inactivado. Por conseguinte, inundar simplesmente o canal com hipoclorito de sódio durante o procedimento pode ser ineficaz; a substituição frequente do irrigante é normalmente sugerida para manter a atividade desejada[240] . Durante a irrigação com seringa e agulha, pode estar presente hipoclorito de sódio fresco totalmente ativo, mas apenas até 2 mm da distância a que a agulha pode ser inserida nesse momento. Isto significa que, enquanto a agulha não puder ser inserida com segurança até WL, não estará presente hipoclorito de sódio totalmente ativo na parte apical do canal.[241] Assim, durante os procedimentos endodônticos tradicionais com irrigação intermitente, o tempo total em que o hipoclorito de sódio totalmente ativo está presente na parte apical do canal é limitado.

Além disso, o tamanho do canal é também um fator limitante para a utilização da irrigação por pressão negativa durante o processo de instrumentação. O hipoclorito de sódio totalmente ativo só pode alcançar a parte apical do canal quando esta área é suficientemente alargada, o suficiente para inserir a microcânula no WL.

O sistema SAF pode ser definido como um sistema de irrigação sem pressão que é aplicado durante todo o processo de instrumentação[235,23 6.0]Uma vez que o irrigante entra no SAF, qualquer pressão que possa ter existido no tubo de distribuição desaparece

devido à estrutura de rede da lima. O irrigante é continuamente introduzido no canal radicular, e as vibrações da lima combinadas com o movimento de bicada aplicado pelo operador resultam na mistura contínua do irrigante que está presente no canal radicular com irrigante fresco e totalmente ativo.

Num estudo, um canal simulado no bloco transparente foi preenchido com líquido verde, representando o irrigante que está presente no canal. Num determinado momento, foi injetado no tubo um líquido vermelho, que representa o hipoclorito de sódio fresco e totalmente ativo, e foi medido o tempo necessário para que a parte apical do canal ficasse completamente vermelha. A substituição total do irrigante na parte apical ocorreu em 30 segundos. Assim, quando se utiliza o SAF durante 4 minutos, tal como exigido pelas instruções do fabricante, o hipoclorito de sódio na parte apical do canal é substituído por uma solução fresca e totalmente ativa pelo menos 8 vezes.

A experiência descrita acima foi realizada num canal com um forame apical aberto e com o ápice rodeado apenas por ar. Pode supor-se que, mesmo nestas condições, se nenhum líquido passar, a probabilidade de o irrigante ser empurrado para além do ápice é bastante baixa.

O efeito de esfrega

A malha metálica da parede SAF está intimamente adaptada à parede do canal e está continuamente em movimento, proporcionando assim um efeito de esfrega.

A combinação da esfrega com o fluxo contínuo de hipoclorito de sódio fresco, totalmente ativo quimicamente, resulta numa limpeza altamente eficaz das paredes do canal de quaisquer materiais aderentes[241,242]

Além disso, esta limpeza também pode ser aplicada eficazmente para além das curvaturas do canal, o que é um fator limitante para a irrigação ultra-sónica passiva (PUI) e para os sistemas de irrigação por pressão negativa, como o EndoVac. A PUI pode ser ineficaz para além do ponto em que a lima ultra-sónica toca na parede do canal numa curvatura. Os sistemas de pressão negativa requerem preparações apicais tão grandes como #40/.04 ou #40/.06 para serem eficazes, mas tais preparações apicais podem pôr em perigo a integridade da raiz em canais curvos[243,244]

EFICÁCIA DO SISTEMA SAF

A eficácia da limpeza do canal radicular foi estudada utilizando a microscopia eletrónica de varrimento (SEM)[245,246,247,248] . Todos estes estudos indicam que os terços coronal e médio do canal podem ser limpos de forma reprodutível. No entanto, a situação é diferente no terço apical do canal. Quase todos os estudos baseados em MEV indicam que a área do beco sem saída da parte apical do canal não é facilmente limpa. Normalmente, encontram-se detritos na parte apical do canal e, mesmo quando o EDTA foi utilizado para a irrigação final, a maior parte da área apical estava coberta por uma camada de esfregaço. Quando o hipoclorito de sódio e o EDTA foram utilizados, o modo de ação único do SAF resultou em partes apicais dos canais que estavam limpas de detritos em todos os casos e em 65% dos casos, também livres da camada de esfregaço.

De acordo com Metzger et a1 3[25] o SAF, operado com o fluxo contínuo de irrigantes alternando entre hipoclorito de sódio e EDTA, resultou em canais radiculares livres de detritos e quase completamente livres da smear layer. Os resultados foram melhores do que os publicados anteriormente para as porções coronal e média da raiz do canal radicular. A diferença também foi pronunciada no terço apical do canal, no qual os protocolos publicados anteriormente não conseguiram limpar adequadamente o canal, enquanto o protocolo SAF resultou em paredes do canal sem detritos em todas as amostras e superfícies sem smear layer na maioria das amostras.

No entanto, de acordo com a avaliação microbiológica e microscópica do sistema SAF na limpeza de canais ovais, paranjpe et al afirmaram que O sistema SAF não permite o controlo do alargamento apical, limitando assim a capacidade dos irrigantes para obter uma desinfeção eficaz e previsível.

LASERS

Os lasers têm sido utilizados em endodontia desde há muito tempo[249,250] e, desde o final da década de 90, tem-se verificado um interesse crescente na sua utilização[249]. Schoop et al, em 2004, afirmaram que diferentes comprimentos de onda demonstraram ser eficazes na redução significativa da carga bacteriana nos canais infectados, o que também foi confirmado por estudos em vitr0[251] . Miserendino et al., em 1989, referiram que o laser de C02 não é adequado para o tratamento endodôntico, uma vez que não pode ser administrado através de um sistema de fibra ótica adequado no sistema de canais radiculares[252] . Além disso, quando o laser de C02 é irradiado nas superfícies dentárias, observa-se uma elevada elevação da temperatura. Em 1984, Dederich et al. utilizaram o laser Nd: YAG para irradiar a dentina da parede do canal radicular e obtiveram uma superfície fundida e recristalizada[253] . Além disso, também pode causar o fechamento dos túbulos dentinários expostos sem rachaduras na superfície da dentina[254] . Estudos relataram que os lasers de infravermelho próximo são altamente eficientes na desinfeção das superfícies dos canais radiculares e das paredes dentinárias até 750 microns com o laser de diodo de 810 nm e até 1 mm com o laser Nd:YAG de 1064 nm. Por outro lado, estes comprimentos de onda não mostraram resultados efectivos no desbridamento e limpeza das superfícies do canal radicular e também causaram alterações morfológicas caraterísticas da parede dentinária. A smear layer foi apenas parcialmente removida e os túbulos dentinários fecharam-se principalmente como resultado da fusão de estruturas dentinárias inorgânicas.[255] Estudos relataram a capacidade dos lasers de infravermelhos médios no desbridamento e limpeza das paredes dos canais radiculares.[256] A redução da carga bacteriana após a irradiação com laser de érbio demonstrou uma elevada eficácia nas superfícies dentinárias, mas uma baixa profundidade de penetração devido à elevada absorção da energia do laser na superfície dentinária. Outros estudos referiram que a ativação por laser dos irrigantes habitualmente utilizados (LAI) resultou numa remoção estatisticamente mais eficaz dos detritos e da smear layer nos canais radiculares, em comparação com as técnicas tradicionais (CI) e os ultra-sons (PUI)[257,258] . Além disso, o método de ativação por laser resultou numa forte modulação da taxa de reação do hipoclorito de sódio, aumentando significativamente a produção e o consumo de iões de cloro e oxigénio disponíveis em comparação com a ativação por ultra-sons[259] . DiVito et al, em 2011[260] , relatou a utilização de um laser Er:YAG, juntamente com uma ponta radial e desnudada recentemente concebida, em combinação com uma solução de EDTA a 17% e hipoclorito de sódio a 6%, utilizando uma energia baixa (20 mJ) e uma duração de impulso muito baixa (50 microssegundos), o que resultou na remoção eficaz de resíduos e da smear layer e mostrou danos térmicos mínimos ou inexistentes na estrutura dentinária através de uma técnica fotoacústica denominada Photon Induced Photoacoustic Streaming (PIPS).

FLUXO FOTOACÚSTICO INDUZIDO POR FOTÕES (PIPS)™

O registo microfotográfico dos estudos de irrigação activada por LASER (LAI) sugeriu que os lasers de Erbium utilizados em canais radiculares preenchidos com irrigante geram um fluxo de fluidos a alta velocidade através de um efeito de cavitação. O efeito térmico do laser gera a expansão-implosão das moléculas de água da solução irrigante, gerando um efeito secundário de cavitação nos fluidos intracanais. Para realizar este fluxo, sugere-se que a fibra seja colocada no terço médio do canal, a 5 mm do ápice e estacionária. Este conceito simplifica muito a técnica do laser, sem a necessidade de alcançar o ápice e de negociar curvas radiculares. Também o vídeo gravado da nova técnica Photon Induced Photoacoustic Streaming (PIPS™) mostrou uma forte agitação dos líquidos no interior dos canais. Difere da já citada técnica LAI por ativar as soluções irrigantes no sistema endodôntico através de um profundo fenómeno fotoacústico e fotomecânico, que gera um fluxo mais rápido de fluidos distantes da fonte em magnitudes três vezes maiores em comparação com a irrigação ultrassónica passiva (PUI). A utilização de baixa energia (20 mJ a 15 Hz, 0,3 W de potência média, ou menos) gera um efeito térmico mínimo. Um estudo com termopares aplicados no terço apical radicular revelou apenas 1,2 graus C de aumento térmico após 20 segundos e 1,5 graus C após 40 segundos de radiação contínua[258] . Quando a energia do laser de érbio é fornecida com uma duração de impulso de apenas 50 microssegundos, através de uma ponta especialmente concebida, cónica e descarnada, com 600 mícrones de diâmetro e 9 mm de comprimento (Lightwalker, Fotona, Ljubljana, Eslovénia), produz uma potência de pico elevada de 400 Watts, quando comparada com uma duração de impulso mais longa. Cada impulso, absorvido pelas moléculas de água, cria uma forte "onda de choque" que leva à formação de um fluxo eficaz de fluidos no interior do canal, evitando também os efeitos secundários observados com outras metodologias. A colocação da ponta apenas na porção coronal do dente tratado permite uma preparação do canal minimamente alargada, sem danos térmicos, como se verifica com as técnicas que requerem a colocação no sistema de canais. As superfícies dos canais radiculares irrigadas com EDTA a 17% e activadas por laser durante 20 segundos mostraram uma matriz de colagénio exposta, túbulos abertos e a ausência de uma camada de esfregaço e detritos. O efeito profundo e distante do PIPS™ elimina a necessidade de introduzir a ponta no sistema de canais radiculares. Ao contrário das técnicas de laser tradicionais que requerem a colocação da ponta a I mm do ápice, ou mesmo a 5 mm do ápice, como proposto para o LAI, a ponta PIPS™ é colocada apenas na porção coronal da câmara pulpar e deixada estacionária, permitindo que as ondas fotoacústicas se propaguem nas aberturas de cada canal. Para esta técnica, é utilizado um novo desenho de ponta que consiste numa extremidade cónica com 600 mícrones de diâmetro e 9 milímetros de comprimento. Os últimos 3 milímetros de revestimento são retirados da extremidade para permitir uma maior emissão lateral de energia em comparação com a ponta frontal. Este modo de emissão de energia permite uma melhor difusão lateral das ondas fotoacústicas de baixa energia e melhoradas.

PROTOCOLO CLÍNICO -PIPS™

Definições do laser: Um laser Er:YAG de 2940 nm, equipado com uma ponta cónica e descarnada de 600 mícrones (LightWalker AT, FOTONA, Ljubljana-Eslovénia), é colocado no orifício coronal (não inserido no canal), deixado estacionário e ativado durante ciclos de 30 segundos (20 mJ, 15 Hz, 50 microssegundos) durante a irrigação entre cada instrumento utilizado.

Protocolo operatório: Aceder à câmara pulpar criando um caminho de deslizamento claro como habitualmente: Broca redonda ou cilíndrica de carboneto #6. A preparação dos canais com instrumentos NiTi continua a ser o padrão de ouro na endodontia atual. Isto permite uma modelação e obturação padronizadas dos canais radiculares. É importante estabelecer o comprimento de trabalho correto utilizando uma lima manual #08 ou #10 K introduzida no canal com um gel. Os comprimentos de trabalho são confirmados através de verificação radiológica e eletrónica.

A técnica PIPS™ é utilizada entre cada passo da lima de moldagem para produzir um fluxo melhorado de fluidos no sistema endodôntico. Devido à atividade de fluxo melhorada do PIPS™ e à sua capacidade de mover os irrigantes tridimensionalmente sem necessidade de aumentar o tamanho do canal, é possível um melhor desbridamento e descontaminação do sistema endodôntico juntamente com uma preparação minimamente invasiva do canal. Na experiência dos autores, uma preparação apical de #20-25 no terço apical é atualmente realizada para dentes vitais. Para dentes necróticos ou tratados, a preparação apical está intimamente relacionada com a condição anterior da anatomia do dente.

DiVito et al (2011)[260] demonstraram que a irrigação com ativação por laser utilizando pontas PIPS resultou numa limpeza significativamente melhor das paredes do canal radicular em comparação com o procedimento de irrigação convencional. A irrigação activada por laser utilizando pontas PIPS elimina os detritos orgânicos do istmo do canal a um nível significativamente superior em comparação com a irrigação com agulha padrão. As bolhas, a formação de um espaço vazio num líquido, são a base da cavitação. A irradiação laser Er/YAG é altamente absorvida pela hidroxiapatite e pela água. Quando a irradiação laser Er: YAG é absorvida pela água, a energia provoca a evaporação. A bolha de vapor começa a expandir-se e a formar um vazio em frente à luz laser. Matsumoto et al.(2011) demonstraram que a bolha aumentou de tamanho e atingiu até 1800 microns em 220 microssegundos quando foi utilizada uma ponta de laser de 300 microns. Afirmaram que quando a ponta do laser foi inserida a 2 e 5 mm do fundo de um modelo de canal radicular artificial de vidro, as segundas bolhas de cavitação foram claramente observadas no fundo de um canal radicular artificial. Por conseguinte, sugere-se que nem sempre é necessário inserir a ponta do laser até ao final do canal, uma vez que as bolhas de cavitação também ajudam a limpar a região apical.

As aplicações tradicionais do laser necessitam de uma preparação convencional pelo menos até ao tamanho 30 e a ponta do laser tem de atingir o terço apical da raiz. No entanto, a ponta PIPS não precisa de alcançar o terminal do canal e é colocada apenas no reservatório coronal do canal radicular. Por conseguinte, esta técnica permite uma preparação minimamente invasiva do canal radicular.

DESINFECÇÃO FOTO-ACTIVADA (PAD)

A PAD pode ser definida como um método de desinfeção ou esterilização de um local de tecido duro ou de tecido mole através da aplicação tópica de um composto fotossensibilizador no local e da sua irradiação com luz laser num comprimento de onda absorvido pelo composto fotossensibilizador, de modo a destruir os micróbios no local[261] . Quando irradiada com uma luz de um comprimento de onda adequado, uma molécula fotossensibilizadora é promovida a um estado de alta energia (conhecido como estado tripleto) que transfere a sua energia para uma molécula de oxigénio, resultando na geração de ROS e oxigénio singlete.[262,263]

Os eventos fotoquímicos que exercem um efeito letal nas bactérias através de danos nas suas membranas celulares e noutros componentes não estão associados a efeitos térmicos significativos, um ponto de grande significado clínico. Uma distribuição selectiva é conseguida através da utilização de um corante que se liga às bactérias e não às células humanas. Desta forma, garante-se que as ERO e o oxigénio singlete são aplicados apenas nas membranas celulares das bactérias e é essencial fazer coincidir o comprimento de onda da luz laser utilizada com as propriedades de absorção ótica do corante fotossensibilizador. Por exemplo, um laser de díodo que emita luz vermelha visível com um comprimento de onda de 635 nm corresponderá ao pico máximo de absorção do corante fotossensibilizador cloreto de tolónio

MECANISMO DE ACÇÃO

A nível molecular, a ação bactericida da PAD pode ser melhor descrita pelo descritor "danos microbianos fotodinâmicos", dos quais duas vias são bem reconhecidas[264] A via do tipo I envolve reacções de transferência de electrões do estado tripleto do fotossensibilizador para outras moléculas que não o oxigénio, resultando na formação de radicais livres. Estes iões radicais podem então reagir com o oxigénio para produzir espécies citotóxicas como o superóxido. Radicais hidroxilo e derivados de lípidos Uma reação do tipo I com a água no meio microbiano dará origem a radicais hidroxilo, que depois reagem com biomoléculas ou se combinam para dar peróxido de hidrogénio in situ, com subsequentes resultados citotóxicos. Na membrana citoplasmática bacteriana, as reacções do tipo I com os fosfolípidos da membrana provocam a perda da integridade da membrana e a fuga de fluidos, uma vez que outros componentes da parede celular e da membrana celular, como os lípidos e os péptidos, também são visados, ocorrendo igualmente a inativação de enzimas e receptores da membrana.

As vias do tipo Il implicam a transferência de energia do fotossensibilizador para o oxigénio molecular, produzindo o estado excitado do oxigénio singlete, que pode oxidar rapidamente muitas moléculas biológicas, como as proteínas, os ácidos nucleicos e os lípidos, conduzindo à citotoxicidade. A curta semi-vida do oxigénio singlete assegura uma resposta localizada Tal como na via do tipo I, o oxigénio singlete também reage com moléculas envolvidas na manutenção e na estrutura da parede celular e da membrana celular (fosfolípidos, péptidos e esteróis)[264] Além disso, o oxigénio singlete e os ERO provocam a quebra de cadeias de ADN, danos nucleares e perturbações mitocondriais.

CORANTES FOTOSSENSIBILIZADORES

O cloreto de tolonio demonstrou ser eficaz contra uma vasta gama de bactérias Gram-positivas e Gram-negativas[263] . Os estudos de 25 outros compostos em diferentes concentrações revelaram que cerca de 17 outros fotossensibilizadores poderiam reduzir a viabilidade de algumas bactérias orais, mas estes têm pouco ou nenhum efeito em alguns agentes patogénicos chave. Consequentemente, estes seriam de uso clínico limitado[261] . Por exemplo, o azul de metileno apresenta uma toxicidade considerável para algumas espécies de estreptococos (como o S. mutans), mesmo quando a exposição à luz é limitada; no entanto, este corante não se liga tão fortemente ao E. fecalis como o cloreto de tolónio. Assim, quando usado no ambiente do canal radicular, observa-se uma morte mais consistente com o cloreto de tolónio do que com o azul de metileno. Uma propriedade essencial dos fotossensibilizadores a utilizar no ambiente do canal radicular é que devem absorver a luz laser na parte vermelha média do espetro visível, uma vez que estes comprimentos de onda de luz proporcionam a maior penetração na dentina e também podem penetrar em qualquer sangue que possa estar presente. Os comprimentos de onda do vermelho médio também exercem efeitos diretos nos anaeróbios Gramnegativos. Tipicamente, os corantes fotossensibilizadores, como o cloreto de tolónio, são utilizados em baixas concentrações, por exemplo, 0,001 a 0,01 % p/v em solução aquosa quando na sua concentração final (após qualquer diluição no canal radicular). A concentração relativamente baixa de corante assegura que não ocorre irritação dos tecidos moles e coloração da dentina radicular ou coronal. No que respeita à segurança, o cloreto de tolónio tem sido utilizado como corante biológico para a delimitação in situ de tumores epiteliais malignos na orofaringe. Enquanto o azul de metileno tem sido utilizado como corante detetor de cáries, não foram relatadas quaisquer reacções adversas ou efeitos secundários na sequência da aplicação tópica de qualquer um destes corantes quando utilizados nestas aplicações clínicas. ou na PAD. Para além do corante fotossensibilizador, outros componentes do líquido fotossensibilizador utilizado no PAD incluem tampões, sais para. Para ajustar a tonicidade da solução, anti-oxidantes, conservantes. E tensioactivos para assegurar a humidificação da superfície. Os tampões são essenciais para obter um efeito PAD fiável em situações clínicas. Foi demonstrado que o pH do meio influencia as propriedades e o comportamento tanto dos fotossensibilizadores como das bactérias[26] 5, alterando a penetração e a ligação do corante. Os ambientes de pH alcalino (pH 8,0) tendem a promover a fotossensibilização, ao contrário dos ambientes ácidos (pH 4,0 a 5,0), porque a um pH mais elevado há uma melhor penetração do corante nas bactérias, uma maior citotoxicidade das moléculas de oxigénio singlete e um aumento do tempo de vida do estado molecular excitado no corante, em comparação com o estado fundamental de baixa energia.

Ao utilizar o PAD clinicamente, a solução fotossensibilizadora tem de ser colocada em contacto direto com o local durante um curto período (por exemplo, 30 segundos) para permitir que os micróbios se liguem ou absorvam parte do fotossensibilizador e, assim, se tornem sensíveis à luz laser. Tal como acontece com os irrigantes endodônticos, é essencial que a solução corante seja agitada suavemente no interior do canal radicular para eliminar quaisquer bolhas de ar que possam impedir o contacto com as bactérias. Também é importante aplicar o corante fotossensibilizador num ambiente adequadamente preparado, nomeadamente num espaço do canal radicular sem sangue ou saliva. Qualquer um destes fluidos pode prejudicar o processo de fotossensibilização letal, uma vez que contêm moléculas de eliminação de Ros, como a catalase e a lactoperoxidase.

Os parâmetros típicos do PAD para a eliminação eficaz de micróbios são da ordem dos 15 Jkm, aplicados com um laser de díodo vermelho visível com uma potência de saída até 100 mW, durante 60 a 120 segundos[266] . Para um efeito máximo no sistema de canais radiculares, a energia do laser deve ser fornecida utilizando uma ponta difusora fotodinâmica que produza um padrão de emissão cilíndrico correspondente à forma do sistema de canais radiculares. Para além de proporcionarem uma irradiação uniforme do canal radicular, estas pontas difusoras reduzem a densidade de potência efectiva, o que reduz drasticamente o risco de lesões ópticas provocadas pelo laser.

Em infecções endodônticas persistentes, observou-se que a penetração das bactérias nos túbulos dentinários pode variar de 10 a 150 pm[267] . Em geral, a preparação quimio-mecânica por si só não é suficiente para eliminar previsivelmente todas as bactérias do sistema de canais radiculares. Para uma desinfeção completa da dentina, os medicamentos aplicados localmente devem penetrar na dentina a uma concentração suficientemente elevada para matar as bactérias invasoras. Vários estudos confirmaram que a eliminação utilizando o PAD pode ser obtida em condições simuladas in vivo utilizando fatias de dentina ou géis de colagénio[268,269,270] a profundidades de até 1 mm dentro da dentina.

SISTEMA DE DISTRIBUIÇÃO À BASE DE OZONO

O ozono é uma molécula triatómica constituída por três átomos de oxigénio. É aplicado nos tecidos orais sob a forma de água ozonizada, azeite ozonizado e gás oxigénio/ozono. É instável e dissocia-se rapidamente em oxigénio (o2), libertando assim o chamado oxigénio singlete (O^1), que é um forte agente oxidante que impõe ainda mais o efeito deletério sobre os microrganismos. Estão disponíveis vários sistemas de irrigação endodôntica como a unidade Neo Ozone Water-

S, a unidade HealOzone (Kavo), a unidade OzoTop. Nagayoshi et al descobriram que a água ozonizada (0,5-4 mg/L) foi altamente eficaz na morte de microrganismos gram positivos e negativos.

As bactérias Gram negativas, como a Porphyromonas (P.) endodontalis e a P. gingivalis, foram substancialmente mais sensíveis à água ozonizada do que os estreptococos orais Gram positivos e a C. albicans em cultura pura. Notavelmente, quando a amostra foi irrigada com sonicação, a água ozonizada teve quase a mesma atividade antimicrobiana que o hipoclorito de sódio a 2,5%. O ozono funciona melhor quando há menos resíduos orgânicos remanescentes. Por isso, recomenda-se a utilização de água ozonizada ou gás ozono no final do processo de limpeza e moldagem. O ozono é eficaz quando é utilizado em concentração suficiente, durante um período de tempo adequado. O ozono não será eficaz se a dose de ozono for muito pequena ou se não for administrada adequadamente.[271]

TÉCNICAS NÃO INSTRUMENTAIS

O primeiro ensaio de um método de limpeza sem preparo do canal foi a Técnica de Não Instrumentação (TNI) idealizada por Lussi et al[227] . Essa técnica não previa a ampliação dos canais radiculares, pois não havia instrumentação mecânica das paredes do canal radicular. Na verdade, a limpeza do canal radicular era obtida exclusivamente com hipoclorito em baixa concentração, introduzido e removido do canal por uma bomba de vácuo e um pistão elétrico que criava campos de pressão alternada no interior do canal. Isso provocava a implosão das bolhas produzidas e uma turbulência hidrodinâmica que facilitava a penetração do hipoclorito nas ramificações do canal radicular.

Foi recentemente desenvolvido um método para a limpeza de todo o sistema de canais radiculares, utilizando um amplo espetro de ondas sonoras transmitidas numa solução de irrigação para remover rapidamente o tecido pulpar, detritos e microrganismos[272] . Um estudo mostrou que esta técnica é capaz de dissolver os tecidos testados a uma taxa significativamente mais elevada em comparação com a irrigação convencional.[273]

SEGURANÇA DOS SISTEMAS DE ACTIVAÇÃO DA REGA

O EndoVac não extrude o irrigante após a administração intracanal profunda e a aspiração do irrigante da câmara até ao comprimento total de trabalho[2] .

O Endo Activator tem uma quantidade mínima, embora estatisticamente insignificante, de irrigante extrudido para fora do ápice quando o irrigante é administrado na câmara pulpar, colocando a ponta no canal e iniciando a energia sónica do EndoActivator .[2]

Os grupos Manual, Ultrassónico e Rinsendo apresentaram quantidades significativamente maiores de extrusão em comparação com os grupos EndoVac e Endo Activator .[2]

CAPÍTULO 9 : CONCLUSÃO

É evidente que as infecções endodônticas são causadas por biofilmes multiespecíficos e que as interações entre os diferentes organismos podem contribuir para a periodontite apical, progredir e dificultar o resultado clínico.

A investigação do biofilme em endodontia continua a ser um campo de investigação em aberto e uma investigação mais aprofundada dos processos microbiológicos básicos, tais como a base molecular e o efeito biológico destas ligações entre o hospedeiro e as bactérias, pode levar a uma melhoria dos regimes de tratamento e também pode identificar novos objectivos e estratégias para o controlo da doença.

Clinicamente, no entanto, a instrumentação e a irrigação são as partes mais importantes do tratamento do canal radicular. A irrigação tem várias funções-chave, sendo as mais importantes a dissolução dos tecidos, a eliminação dos microrganismos e a remoção dos biofilmes. A irrigação apical representa um desafio especial no que respeita à eficácia e segurança. Durante os últimos anos, foi desenvolvida e utilizada uma variedade de modelos de biofilme ex vivo na investigação endodôntica sobre irrigação, mas o potencial total da experimentação de biofilme ainda não foi totalmente explorado. Nos últimos anos, foram desenvolvidos vários modelos de irrigação diferentes que foram utilizados para uma variedade de objectivos experimentais. Espera-se que a investigação futura ajude a otimizar os modelos para cada problema de investigação. De um modo geral, devem ser preferidos os modelos que melhor reproduzam as condições in vivo. Atualmente, como ainda não existe um modelo de irrigação ideal para todos os fins, o desafio continua a ser o desenvolvimento de modelos mais precisos e realistas para estudar e melhorar a eficácia e a segurança da irrigação dos canais radiculares.

Para conseguir a desinfeção mais elevada do canal em endodontia e para esperar um resultado de sucesso previsível, a irrigação passiva seguida de algum tipo de técnica de agitação da irrigação provou ser eficaz para reduzir a contagem de bactérias intracanal.

Os medicamentos intracanais desempenham um papel secundário e podem ser utilizados como adjuvantes da limpeza completa e da modelação adequada do canal radicular. É importante considerar a biocompatibilidade ao escolher um irrigante endodôntico ou um medicamento intracanal. Quando um dente não responde ao tratamento do canal radicular, pode ser necessária uma amostragem bacteriológica para determinar as bactérias presentes no sistema de canais radiculares. Isto ajudará na escolha do medicamento intracanal e na monitorização do progresso do tratamento. Cada caso deve ser avaliado de acordo com as vantagens e desvantagens da utilização de um medicamento intracanal.

Assim, um conhecimento profundo dos aspectos clínicos, microscópicos e de segurança dos dispositivos de agitação da irrigação, juntamente com o desenvolvimento de avanços neste campo, é um trampolim para alcançar a máxima desinfeção possível do canal radicular e, consequentemente, um resultado clínico mais previsível.

REFERÊNCIAS

1. Sundqvist GK, Eckerbom MI, Larsson A, Sjogren UT. Capacidade das bactérias anaeróbias de polpas dentárias necróticas para induzir infecções purulentas. Infeção e imunidade. 1979 Aug;25(2):685-93.
2. Desai P, Himel V. Comparação da segurança de vários sistemas de irrigação intracanal. Jornal de endodontia. 2009 Abr 1;35(4):545-9.
3. Young GR, Parashos P, Messer HH. Os princípios das técnicas de limpeza dos canais radiculares. Jornal dentário australiano. 2007 Mar;52:S52-63.
4. Rôças IN, Siqueira Jr JF, Aboim MC, Rosado AS. Análise por eletroforese em gel com gradiente desnaturante das comunidades bacterianas associadas ao insucesso do tratamento endodôntico. Cirurgia Oral, Medicina Oral, Patologia Oral, Radiologia Oral e Endodontologia. 2004 Dec 1;98(6):741- 9.
5. Siqueira Jr JF, Rôças IN. Análise de microrganismos associados ao insucesso do tratamento endodôntico com base na reação em cadeia da polimerase. Cirurgia Oral, Medicina Oral, Patologia Oral, Radiologia Oral e Endodontologia. 2004 Jan 1;97(1):85-94.
6. Sundqvist G, Figdor D, Persson S, Sjogren U. Análise microbiológica de dentes com tratamento endodôntico falhado e o resultado de um novo tratamento conservador. Oral Surgery, Oral Medicine, Oral Pathology, Oral Radiology, and Endodontology. 1998 Jan 1;85(1):86-93.
7. Molander A, Reit C, Dahlén G, Kvist T. Microbiological status of root- filled teeth with apical periodontitis. Revista Internacional de Endodontia. 1998 Jan;31(1):1-7.
8. Pinheiro ET, Gomes BP, Ferraz CC, Sousa EL, Teixeira FB, Souza-Filho FJ. Microrganismos de canais de dentes obturados com lesões periapicais. International endodontic journal. 2003 Jan 1;36(1):1- 1.
9. Gomes BP, Pinheiro ET, Jacinto RC, Zaia AA, Ferraz CC, Souza-Filho FJ. Análise microbiana de canais de dentes obturados com

lesões periapicais por meio da reação em cadeia da polimerase. Journal of endodontics. 2008 May 1;34(5):537-40.

10. Lin LM, Skribner JE, Gaengler P. Factores associados ao insucesso do tratamento endodôntico. Journal of endodontics. 1992 Dec 1;18(12):625-7.
11. Lin LM, Pascon EA, Skribner J, Gangler P, Langeland K. Estudo clínico, radiográfico e histológico dos insucessos do tratamento endodôntico. Cirurgia oral, medicina oral, patologia oral. 1991 May 1;71(5):603-11.
12. Rôças IN, Jung IY, Lee CY, Siqueira Jr JF. Identificação por reação em cadeia da polimerase de microrganismos em dentes previamente obturados em uma população sul-coreana. Journal of endodontics. 2004 Jul 1;30(7):504- 8.
13. Fabricius L, Dahlén G, Sundqvist G, Happonen RP, Moller ÂJ. Influência das bactérias residuais na cicatrização do tecido periapical após tratamento químico-mecânico e obturação radicular de dentes de macaco infectados experimentalmente. Revista Europeia de Ciências Orais. 2006 Aug;114(4):278- 85.
14. Sjogren U, Figdor D, Persson S, Sundqvist G. Influência da infeção no momento da obturação radicular no resultado do tratamento endodôntico de dentes com periodontite apical. Revista Internacional de Endodontia. 1997 Sep;30(5):297-306.
15. Waltimo T, Trope M, Haapasalo M, 0rstavik D. Eficácia clínica dos procedimentos de tratamento no controlo da infeção endodôntica e seguimento de um ano da cicatrização periapical. Journal of endodontics. 2005 Dec 1;31(12):863-6.
16. Heling B, Shapira J. Avaliação roentgenológica e clínica de dentes tratados endodonticamente, com ou sem cultura negativa. Quintessence international, dental digest. 1978 Nov;9(11):79-84.
17. Engstrom B. Correlação de culturas positivas com o prognóstico da terapia de canais radiculares. Odontol. Rev..1964;15:257-69.
18. Miller WD. Uma introdução ao estudo da bacterio-patologia da polpa dentária. Dental Cosmos. 1894;36:505-28.
19. Sundqvist G, Figdor D. A vida como um agente patogénico

endodôntico: Diferenças ecológicas entre os canais radiculares não tratados e os canais radiculares obturados. Endodontic Topics. 2003 Nov;6(1):3-28.

20. Ricucci D, Siqueira Jr JF. Biofilmes e periodontite apical: estudo da prevalência e associação com achados clínicos e histopatológicos. Journal of endodontics. 2010 Aug 1;36(8):1277-88.
21. Nair, P.N.R., Henry, S., Cano, V. e Vera, J., 2005. Estado microbiano do sistema de canais radiculares apicais de primeiros molares inferiores humanos com periodontite apical primária após tratamento endodôntico de "uma visita". Cirurgia Oral, Medicina Oral, Patologia Oral, Radiologia Oral e Endodontologia, 99(2), pp.231-252.
22. Tomer AK. MEDICAMENTOS INTRACANAIS - UMA REVISÃO. Jornal Internacional de Ciência Médica e Pesquisa de Diagnóstico. 2020 Jul 28;4(7).
23. Pal H, Sarkar A, Das L, Saha S, Sarkar S. Aplicação de Medicamentos Intracanais: Uma revisão. IOSR Journal of Dental and Medical Sciences 2019;18(1):14-21
24. Yaduka P, Sharma S. Novel intracanal medicaments and its future scope. IJPBS. 2014 Jul;4(3):65-9.
25. Athanassiadis B, Abbott PV, Walsh LJ. A utilização de hidróxido de cálcio, antibióticos e biocidas como medicamentos antimicrobianos em endodontia. Australian dental journal. 2007 Mar;52:S64-82.
26. Law A, Messer H. Uma análise baseada em provas da eficácia antibacteriana dos medicamentos intracanais. J Endod. 2004;30:689-94.
27. Nair PNR, Henry S, Cano V, Vera J. Estado microbiano do sistema de canais radiculares apicais de primeiros molares inferiores humanos com periodontite apical primária após tratamento endodôntico numa visita. Oral Surg Oral Med Oral Pathol Oral Radiol Endod. 2005;99:231-52.
28. Estrela C, Sydney GB, Figueiredo JA, Estrela CR. Eficácia

antibacteriana de medicamentos intracanais sobre o biofilme bacteriano: uma revisão crítica. Journal of Applied Oral Science. 2009 Feb;17(1):1-7.
29. Weine FS, Healey HJ, Gerstein H, Evanson L. Configuração do canal na raiz mesiovestibular do primeiro molar superior e seu significado endodôntico. Cirurgia Oral, Medicina Oral, Patologia Oral. 1969 Sep 1;28(3):419-25.
30. Vertucci FJ. Anatomia dos canais radiculares dos dentes permanentes humanos. Cirurgia oral, medicina oral, patologia oral. 1984 Nov 1;58(5):589-99.
31. Vertucci F, Seelig A, Gillis R. Morfologia do canal radicular do segundo pré-molar superior humano. Cirurgia Oral, Medicina Oral, Patologia Oral. 1974 Sep 1;38(3):456-64.
32. Lowman JV, Burke RS, Pelleu GB. Canais acessórios patentes: incidência na região de furca dos molares. Cirurgia Oral, Medicina Oral, Patologia Oral. 1973 Oct 1;36(4):580-4.
33. Burch JG, Hulen S. Um estudo sobre a presença de forames acessórios e a topografia das furcações de molares. Oral Surgery, Oral Medicine, Oral Pathology. 1974 Sep 1;38(3):451-5.
34. Hess W, Zürcher E. The anatomy of the root-canals of the teeth of the permanent dentition. J. Bale, sons & Danielsson, Limited; 1925.
35. Cook GS, Costerton JW, Lamont RJ. Biofilm formation by Porphyromonasgingivalis and Streptococcus gordonii. Journal of periodontal research. 1998 Aug;33(6):323-7.
36. Siqueira Jr JF. Infecções endodônticas: conceitos, paradigmas e perspectivas. Cirurgia Oral, Medicina Oral, Patologia Oral, Radiologia Oral e Endodontologia. 2002 Sep 1;94(3):281-93.
37. Langeland K. Resposta dos tecidos à cárie dentária. Traumatologia Dentária. 1987 Ago;3(4):149-71.
38. Sundqvist G. Taxonomia, ecologia e patogenicidade da flora do canal radicular. Cirurgia Oral, Medicina Oral, Patologia Oral. 1994 Oct 1;78(4):522-30.
39. Nair PR. Patogénese da periodontite apical e as causas dos

insucessos endodônticos. Revisões Críticas em Biologia Oral e Medicina. 2004 Nov;15(6):348-81.
40. Kantz WE, Henry CA. Isolamento e classificação de bactérias anaeróbias de câmaras pulpares intactas de dentes não vitais no homem. Arquivos de biologia oral. 1974 Jan 1;19(1):91-6.
41. Wittgow Jr WC, Sabiston Jr CB. Microorganismos de câmaras pulpares de dentes intactos com polpas necróticas. Jornal de endodontia. 1975 maio 1;1(5):168-71.
42. Thilo BE, Baehni P, Holz J. Observação em campo escuro da distribuição bacteriana em canais radiculares após necrose pulpar. Journal of Endodontics. 1986 Jan 1;12(5):202-5.
43. Costerton JW, Lewandowski Z, DeBeer D, Caldwell D, Korber D, James G. Biofilms, the customized microniche. Journal of bacteriology. 1994 Apr;176(8):2137-42.
44. Costerton JW. Introdução ao biofilme. Revista internacional de agentes antimicrobianos. 1999;11(3-4):217-21.
45. Potera C. Forjar uma ligação entre biofilmes e doenças
46. Siren EK, Haapasalo MP, Ranta K, Salmi P, Kerosuo EN. Achados microbiológicos e procedimentos de tratamento clínico em casos endodônticos selecionados para investigação microbiológica.
Revista internacional de endodontia. 1997 Mar;30(2):91-5.
47. N10M D0. Propriedades antibacterianas dos materiais endodônticos. International Endodontic Journal. 1988 Mar;21(2):161-9.
48. Bystrom A, Claesson R, Sundqvist G. O efeito antibacteriano do paramonoclorofenol canforado, do fenol canforado e do hidróxido de cálcio no tratamento de canais radiculares infectados. Traumatologia Dentária. 1985 Oct;1(5):170-5.
49. 0rstavik D, Haapasalo M. Desinfeção por irrigantes endodônticos e pensos de túbulos dentinários experimentalmente infectados. Dental Traumatology. 1990 Aug;6(4):142-9.
50. Roach RP, Hatton JF, Gillespie MJ. Prevenção da entrada de uma bactéria virulenta conhecida no sistema de canais radiculares

através de medicamentos intracanais. Journal of endodontics. 2001 Nov 1;27(11):657-60.

51. Haapasalo M, Endal U, Zandi H, Coil J. Erradicação da infeção endodôntica por instrumentação e soluções de irrigação. Endodontic Topics 2005;10:77-102.
52. McDonnell G, Russell D. Antiseptics and disinfectants: activity, action, and resistance (Anti-sépticos e desinfectantes: atividade, ação e resistência). Clin Microbial Rev 1999;12:147-179.
53. Zehnder M. Irrigantes para canais radiculares. J Endod 2006;32:489-398.
54. Frais S, Ng YL, Gulabivala K. Some factors affecting theconcentration of available chlorine in commercial sources of sodium hypochlorite. Int Endod J 2001;34:206-215.
55. Zehnder M, Kosicki D, Luder H, Sener B, Waltimo T. Capacidade de dissolução de tecidos e efeito antibacteriano de soluções de hipoclorito tamponadas e não tamponadas. Oral Surg Oral Med Oral Pathol Oral Radiol Endod 2002;94:756-762.
56. Naenni N, Thoma K, Zehnder M. Capacidade de dissolução dos tecidos moles dos irrigantes endodônticos atualmente utilizados e potenciais. J Endod 2004;30:785- 787.
57. Baumgartner JC, Mader CL. Uma avaliação microscópica eletrónica de varrimento de quatro regimes de irrigação do canal radicular. J Endod 1987;13:147- 157
58. Silva IA, Leonardo MR, Assed S, Tanomaru Filho M. Estudo histológico do efeito de algumas soluções irrigadoras sobre a endotoxina bacteriana em cães. Braz Dent J 2004;15:109114.
59. Waltimo TM, 0rstavik D, Siren EK, Haapasalo MP. In vitro susceptibility of Candida albicans to four disinfectants and their combinations. Int Endod J 1999;32:421-429.
60. Dunavant TR, Regan JD, Glickman GN, Solomon ES, Honeyman AL. Avaliação comparativa de irrigantes endodônticos contra biofilmes de Enterococcus faecalis. J Endod 2006;32:527-531.
61. Clegg MS, Vertucci FJ, Walker C, Belanger M, Britto LR.O efeito da exposição a soluções irrigantes em biofilmes de dentina apical

in vitro. J Endod 2006;32:434-437.

62. Chang YC, Huang FM, Tai KW, Chou MY. The effect ofsodium hypochlorite and chlorhexidine on culture human periodontal ligament cells. Oral Surg Oral Med Oral Pathol Oral Radiol Endod 2001;92:446-450.
63. Siqueira JF Jr, Rocas IN, Santos SR, Lima KC, Magalhaes FA,de Uzeda M. Eficácia de técnicas de instrumentação e regimes de irrigação na redução da população bacteriana no interior do canal radicular. J Endod 2002;28:181-184
64. Bystrom A, Sundqvist G. Avaliação bacteriológica do efeito do hipoclorito de sódio a 0,5 por cento na terapia endodôntica. Oral Surg Oral Med Oral Pathol 1983;55:307-312.
65. Bystrom A, Sundqvist G. A ação antibacteriana do hipoclorito de sódio e do EDTA em 60 casos de terapia endodôntica. Int Endod J 1985;18:35-40.
66. Sirtes G, Waltimo T, Schaetzle M, Zehnder M. The effectsof temperature on sodium hypochlorite short-term stability, pulp dissolution capacity, and antimicrobial efficacy. J Endod 2005;31:669- 671.
67. Cunningham WT, Balekjian AY. Efeito da temperatura na capacidade de dissolução de colagénio do irrigante endodôntico de hipoclorito de sódio. Oral Surg Oral Med Oral Pathol 1980;49:175-177.
68. Kamburis JJ, Barker TH, Barfield RD, Eleazer PD. Remoção de detritos orgânicos de aparas de dentina bovina. J Endod 2003;29:559-561.
69. Sedgley CM, Applegate B, Nagel AC, Hall D. Imagiologia em tempo real e quantificação de bactérias bioluminescentes em canais radiculares in vitro. J Endod 2004;30:893-898.
70. Yamada RS, Armas A, Goldman M, Lin PS. Uma comparação microscópica eletrónica de varrimento de uma lavagem final de grande volume com várias soluções de irrigação: Parte 3. J Endod 1983;9:137-142.
71. Piskin B, Turkun M. Stability of various sodium

hypochloritesolutions (Estabilidade de várias soluções de hipoclorito de sódio). J Endod 1995;21:253-255.

72. Southard SR, Drisko CL, Killoy WJ, Cobb CM, Tira DE. O efeito da irrigação com digluconato de clorexidina a 2,0% nos parâmetros clínicos e no nível de Bacteroides gingivales em piquetes periodontais. J Periodontol 1989;60:302-309.
73. Dammaschke T, Schneider U, Stratmann U, Mokrys K, YooJM, Schafer E. Effect of root canal dressings on the repair of inflamed periapical tissue. Ata Odontol Scand 2005;63:143-152.
74. Gomes BP, Ferraz CC, Vianna ME, Berber VB, Teixeira FB,de Souza-Filho FJ. Atividade antimicrobiana in vitro de diversas concentrações de hipoclorito de sódio e gluconato de clorexidina na eliminação de Enterococcus faecalis. Int Endod J 2001;34:424-428.
75. Schafer E, Bossmann K. Antimicrobial efficacy of chloroxylenol and chlorhexidine in the treatment of infected root canals. Am J Dent 2001;14:233-237.
76. Oncag O, Hosgor M, Hilmioglu S, Zekioglu O, Eronat C,Burhanoglu D. Comparação dos efeitos antibacterianos e tóxicos de vários irrigantes de canais radiculares. Int Endod J 2003;36:423-432.
77. Tanomaru Filho M, Leonardo MR, da Silva LAB. Efeito da solução irrigadora e do curativo de hidróxido de cálcio na reparação dos tecidos apicais e periapicais de dentes com lesão periapical. J Endod 2002;28:295-299.
78. Hamers AD, Shay K, Hahn BL, Sohnle PG. Utilização de um ensaio em placa de microtitulação para detetar a taxa de morte de Candida albicans aderente por agentes antifúngicos. Oral Surg Oral Med Oral Pathol Oral Radiol Endod 1996;81:44-49
79. Heling I, Chandler MP. Efeito antimicrobiano das combinações de irrigantes nos túbulos dentinários. Int Endod J 1998;31:8-14.
80. White RR, Janer LR, Hays GL. Atividade antimicrobiana residual associada a um irrigante endodôntico de clorexidina utilizado com hipoclorito de sódio. Am J Dent 1999;12:148-150.

81. Dona BL, Grundemann LJ, Steinfort J, Timmerman MF, vander Weijden GA. O efeito inibitório da combinação de clorexidina e peróxido de hidrogénio na acumulação de placa bacteriana durante 3 dias. J Clin Periodontol 1998;25:879-883.
82. Ringel AM, Patterson SS, Newton CW, Miller JM. In vivo evaluation of chlorhexidine gluconate solution and sodium hypochlorite solution as root canal irrigants. J Endod 1982;8:200-204.
83. Portenier I, Haapasalo H, 0rstavik D, Yamauchi M, Haapasalo M. Inativação da atividade antibacteriana do iodeto de potássio e do digluconato de clorexidina contra Enterococcus faecalis pela dentina, matriz dentinária, colagénio tipo I e células microbianas inteiras mortas pelo calor. J Endod 2002;28:634-637.
84. Baumgartner JC, Ibay AC. As reacções químicas dos irrigantes utilizados para o desbridamento dos canais radiculares. J Endod 1987;13:47-51.
85. Torabinejad M, Cho Y, Khademi AA, Bakland LK, Shabahang S. O efeito de várias concentrações de hipoclorito de sódio na capacidade do MTAD para remover a camada de esfregaço. J Endod 2003;29:233-239.
86. Zhang W, Torabinejad M, Li Y. Avaliação da citotoxicidade doMTAD utilizando o método MTT-tetrazólio. J Endod 2003;29:654-657.
87. Machnik TK, Torabinejad M, Munoz CA, Shabahang A.Effect of MTAD on the bond strength to enamel and dentin. J Endod 2003;29:818-827.
88. Machnik TK, Torabinejad M, Munoz CA, Shabahang A.Effect of MTAD on flexural strength and modulus of elasticity of dentin. J Endod 2003;29:747-750.
89. Shabahang S, Pouresmail M, Torabinejad M. Eficácia antimicrobiana in vitro do MTAD e do sódio. J Endod 2003;29:450-452.
90. Torabinejad M, Shabahang S, Aprecio RM, Kettering JD.O efeito antimicrobiano do MTAD: uma investigação in vitro. J

Endod 2003:29:400-403.
91. Kho P, Baumgartner JC. Uma comparação da eficiência antimicrobiana do NaOClZBiopure MTAD versus NaOCl/EDTA contra Enterococcus faecalis. J Endod 2006;32:652-655.
92. Ruff ML, McClanahan SB, Babel BS. In vitro antifungal efficacy of four irrigants as a final rinse. J Endod 2006;32:331-333.
93. Tay FR, Mazzoni A, Pashley DH, Day TE, Ngoh EC, BreschiL. Potencial coloração iatrogénica com tetraciclina de dentes tratados endodonticamente através da irrigação com NaOClZMTAD: um relatório preliminar. J Endod 2006;32:354-358.
94. Messer HH, Chen RS. The duration of effectiveness of rootcanal medicaments. J Endod 1984;10:240-245.
95. Powell DL, Marshall FJ, Melfi RC. Uma avaliação histopatológica da reação dos tecidos às doses mínimas eficazes de alguns medicamentos endodônticos. Oral Surg Oral Med Oral Pathol 1973;36:261-272.
96. Spångberg L. Medicação intracanal. In: Ingle JI, BaklandLK. Endodontia. 4ª ed.. Baltimore: Williams & Wilkins 1994;627-640.
97. Calt S, Serper A. Efeitos dependentes do tempo do EDTA nas estruturas dentinárias. J Endod 2002;28:17-19.
98. Yamashita JC, Tanomaru Filho M, Leonardo MR, Rossi MA,Silva LA. Estudo em microscopia eletrônica de varredura da capacidade de limpeza da clorexidina como irrigante de canais radiculares. Int Endod J 2003;36:391-394.
99. Gutmann JL, Saunders WP, Nguyen L, Gou IY, SaundersEM. Preparação ultra-sónica da extremidade radicular. Parte 1. Análise SEM. Int Endod J 1994;27:318-324.
100. Yamaguchi M, Yoshida K, Suzuki R, Nakamura H. Irrigação do canal radicular com solução de ácido cítrico. J Endod 1996;22:27-29.
101. Zehnder M, Schmidlin P, Sener B, Wlatimo T. Chelation inroot canal therapy reconsidered. J Endod 2005;31:817820.
102. 0rstavik D, Haapasalo M. Desinfeção por irrigantes endodônticos

e pensos de túbulos dentinários experimentalmente infectados. Endod Dent Traumatol 1990;6:142-149.

103. Stevens RW, Strother JM, McClanaban SB. Leakage andsealer penetration in smear-free dentin after a final rinse with 95% ethanol. J Endod 2006;32:785-788.

104. Cunningham WT, Cole JS, Balekjian AY. Effect of alcohol onthe spreading ability of NaOCl endodontic irrigant. Oral Surg Oral Med Oral Pathol 1982;54:333-335.

105. Bysntom A., claesson r. & sundqvist g. (1985) The antibacterial effect of camphorated paramonochlorophenol, camphorated phenol and calcium hydroxide in the treatment of infected root canals. endodontics ami Dental Traumatology, 1,170-175.

106. Bystrom a.. Happonen r-p.. Sjogren u. &SuNtx3ViST G. (1987) Cicatrização de lesões periapicais de dentes sem polpa após tratamento endodôntico com assepsia controlada. Endodontia e Traumatologia Dentária, J,58-63.

107. Messer h.h. & feigal r.j. (1985) A comparison ofthe antibacterial and cytotoxic effects of parachlorophenol. Journal ofDentaJ Research, 64,818-821.

108. Cambruzzi J.V. & Greenfeld R.S. (1983) Necrosis of crestal bone related tn the use of excessive fonnocresol medtcatioiii daring endodontic treatment, journal ofEndodontics, 9, 565-567

109. Lewis B.B. & Chestner S.B. (1981) Formaldehyde in dentistry: a review of mutagenic and carcinogenic potential. Joumai of the American Dental Association, 103,429-434.

110. Seltzer S. (1988) Endodontologia. 2ª ed., K). 268-273. Lea &Febiger. Philadelphia.

111. Koongtongkaew S.. Silapichit R. & Thaweboon B. (1988) Clinical and laboratory assessment of camphorated monochlorophenol in endodontic therapy. Oral Surgery, Oral Medicine and Oral Pathology, 65,757-762.

112. Tronstad L,, Yang Z.P., Trope M., Barnett F. & Hammond B.F. (1985) Controlled release of medicaments in endodontic therapy. Endodontia e Traumatologia Dentária, 1,130-134

113. 0rstav1k D., Kerekes K. & Molven 0. (1991) Efeitos de uma fresagem apical extensa e de um penso de hidróxido de cálcio na infeção bacteriana durante o tratamento da periodontite apical; um estudo piloto. Interimtional Bndodontic Journal, 24,1-7.
114. Sjogren U., Figdor S., Spanberg L. & Sundqvist G. (1991) The antimicrobial effect of calcium hydroxide as a short-term intracanal dressing, /nterfiationai Endodontic Journal, 24,119-125.
115. Pitt Ford T.R. (1982) Os efeitos nos tecidos periapicais da contaminação bacteriana do canal radicular preenchido, lntematmna! Endodontic Jouma;, 15,16-22.
116. Genet J.M., Hart A.A.M.. Wesselink P.R. & Thqden Van Velzen S.K. (198 7) Factures pré-operatórios e operatórios associados à dor após
117. Simon M. & Van Mtjllem P.]. (1978) Tissue fixation and response after application of devitalising pastes containing formaldehyde. Journal of the British Endodomic Society, 11, 71-76.
118. Judd P.L & Kenny D.J. (1987) Formocresol concerns. Joumai of the Canadian Dental Association, 5,401 -404.
119. Shinoda S., Murayama Y. & Okada H. (1986a| Papel imunopatológico dos componentes do tecido pulpar na patose periapical. 1. Deteção de "novos" antigénios em extractos modificados de polpa de cão. JourrudofEr^odontics,12, 388-395.
120. Martin D.M. & Ceiabb H.S.M. (1977) Hidróxido de cálcio na terapia de canais radiculares. Uma revisão. British Denta//oumal. 142,277-283.
121. Farhad A, Mohammadi Z. Hidróxido de cálcio: uma revisão. Revista internacional de medicina dentária. 2005 Oct 1;55(5):293-301.
122. Basrani B, et al. Eficácia de medicamentos contendo clorhexidina e hidróxido de cálcio contra Enterococcus faecalis in vitro. Oral Surg Oral Med Oral Pathol Oral Radiol Endod. 2003;96:618.
123. Nerwich A, Figdor D, Messer HH. Alterações de pH na dentina radicular ao longo de um período de 4 semanas após o tratamento

do canal radicular com hidróxido de cálcio. Journal of endodontics. 1993 Jun 1;19(6):302-6.

124. Haapasalo HK, Sirén EK, Waltimo TM, Orstavik D, Haapasalo MP. Inativação de medicamentos locais para os canais radiculares pela dentina: um estudo in vitro. Revista internacional de endodontia. 2000 Mar;33(2):126-31.

125. Mohammadi Z, Dummer PM. Propriedades e aplicações do hidróxido de cálcio em endodontia e traumatologia dentária. Revista internacional de endodontia. 2011 Ago;44(8):697-730.

126. Abbott PV, Heithersay GS, Hume WR. Libertação e difusão através de raízes dentárias humanas in vitro de moléculas vestigiais de corticosteróides e tetraciclina da pasta Ledermix. Endod Dent Traumatol. 1988;4:55e62.

127. Mittal N, Jain J. Antibióticos como medicamento intracanal em endodontia: A review. Indian Journal of Dentistry. 2013 Mar 1;4(1):29- 34.

128. Kim ST, Abbott PV, McGinley P. Os efeitos da pasta Ledermix na descoloração de dentes maduros. International Endodontic Journal. 2000 maio;33(3):227-32.

129. Roche Y, Yoshimori RN. Atividade in vitro da espiramicina e do metronidazol isolados ou em combinação contra isolados clínicos de abcessos odontogénicos. J Antimicrob Chemother. 1997;40:353e377

130. Windley 3rd W, Teixeira F, Levin L, Sigurdsson A, Trope M. Desinfeção de dentes imaturos com uma pasta tripla de antibióticos. J Endod. 2005;31:439e443.

131. Trope M. Tratamento de dentes imaturos com polpas não vitais e periodontite apical. Endod Top. 2006;14:51e59.

132. Parhizkar A, Nojehdehian H, Asgary S. Pasta tripla de antibióticos: papéis e aplicações importantes na endodontia: uma revisão. Dentisteria restauradora e endodontia. 2018 Apr 26;43(3).

133. Nerness AZ, Ehrlich Y, Spolnik K, Platt JA, Yassen GH. Efeito da pasta antibiótica tripla com ou sem ácido etilenodiaminotetracético na perda de superfície e rugosidade da

dentina radicular. Odontology. 2016 May 1;104(2):170-5.

134. Russell AD. Utilização de biocidas e resistência aos antibióticos: a relevância dos resultados laboratoriais para situações clínicas e ambientais. The Lancet infectious diseases. 2003 Dec 1;3(12):794-803.

135. Menezes MM, Valera MC, Jorge AO, Koga-Ito CY, Camargo CH, Mancini MN. Avaliação in vitro da eficácia de irrigantes e medicamentos intracanais sobre microrganismos no interior dos canais radiculares. International Endodontic Journal. 2004 May;37(5):311-9

136. Cwikla SJ, Bélanger M, Giguère S, Progulske-Fox A, Vertucci FJ. Desinfeção dos túbulos dentinários com três formulações de hidróxido de cálcio. Journal of endodontics. 2005 Jan 1;31(1):50-2.

137. Nasim I, Hemmanur S. Medicamentos Intracanais - Uma Revisão da Literatura. Int J Dentistry Oral Sci. 2021 May 30;8(05):2643-8.

138. Gu LS, Kim JR, Ling J, Choi KK, Pashley DH, Tay FR. Revisão das técnicas e dispositivos contemporâneos de agitação de irrigantes. Journal of endodontics. 2009 Jun 1;35(6):791-804.

139. Van der Sluis LW, Gambarini G, Wu MK, Wesselink PR. A influência do volume, do tipo de irrigante e do método de lavagem na remoção de resíduos de dentina artificialmente colocados no canal radicular apical durante a irrigação ultra-sónica passiva. Revista Internacional de Endodontia. 2006 Jun;39(6):472-6.

140. Kahn FH, Rosenberg PA, Gliksberg J. Uma avaliação in vitro das caraterísticas de irrigação de peças de mão ultra-sónicas e subsónicas e de agulhas e sondas de irrigação. Journal of endodontics. 1995 maio 1;21(5):277-80.

141. Hauser V, Braun A, Frentzen M. Profundidade de penetração de um marcador de corante na dentina utilizando um novo sistema hidrodinâmico (RinsEndo®). Revista internacional de endodontia. 2007 Aug;40(8):644-52

142. Boutsioukis C, Gogos C, Verhaagen B, Versluis M, Kastrinakis E,

Van der Sluis LW. O efeito da conicidade do canal radicular no fluxo do irrigante: avaliação utilizando um modelo de dinâmica de fluidos computacional instável. Revista internacional de endodontia. 2010 Oct;43(10):909-16.

143. Shen Y, Gao Y, Qian W, Ruse ND, Zhou X, Wu H, Haapasalo M. Simulação numérica tridimensional do fluxo de irrigante do canal radicular com diferentes agulhas de irrigação. Journal of Endodontics. 2010 May 1;36(5):884-9.

144. Devi AA, Abbott PV. Comparação das caraterísticas de fluxo de irrigantes com agulhas padrão e Max-i-Probe. Australian Endodontic Journal. 2012 Aug;38(2):50-4.

145. Park E, Shen Y, Khakpour M, Haapasalo M. Apical pressure and extent of irrigant flow beyond the needle tip during positive-pressure irrigation in an in vitro root canal model. Jornal de endodontia. 2013 Abr 1;39(4):511-5.

146. Desai P, Himel V. Comparação da segurança de vários sistemas de irrigação intracanal. Jornal de endodontia. 2009 Abr 1;35(4):545-9.

147. Zairi A, Lambrianidis T. Extrusão acidental de hipoclorito de sódio no seio maxilar. Quintessência internacional. 2008 Oct 1;39(9).

148. Boutsioukis C, Verhaagen B, Versluis M, Kastrinakis E, Wesselink PR, van der Sluis LW. Avaliação do fluxo de irrigante no canal radicular utilizando diferentes tipos de agulhas através de um modelo de dinâmica de fluidos computacional instável. Jornal de endodontia. 2010 May 1;36(5):875-9.

149. Verhaagen B, Boutsioukis C, Heijnen GL, Van der Sluis LW, Versluis M. Papel do confinamento de um canal radicular no impacto do jato durante a irrigação endodôntica. Experiências em fluidos. 2012 Dec;53(6):1841-53.

150. Ehrich DG, Brian Jr JD, Walker WA. Acidente com hipoclorito de sódio: injeção inadvertida no seio maxilar. Jornal de endodontia. 1993 Abr 1;19(4):180-2.

151. Migoun NP, Azouni MA. Enchimento de capilares fechados de

um lado imersos em líquidos. Journal of colloid and interface science. 1996 Jul 15;181(1):337-40.
152. Pesse AV, Warrier GR, Dhir VK. Experimental study of the gas entrapment process in closed-end microchannels (Estudo experimental do processo de aprisionamento de gás em microcanais fechados). InASME International Mechanical Engineering Congress and Exposition 2004 Jan 1 (Vol. 4711, pp. 119-128).
153. de Gregorio C, Estevez R, Cisneros R, Heilborn C, Cohenca N. Efeito do EDTA, da ativação sónica e ultra-sónica na penetração do hipoclorito de sódio em canais laterais simulados: um estudo in vitro. Journal of endodontics. 2009 Jun 1;35(6):891-5.
154. O'Connell MS, Morgan LA, Beeler WJ, Baumgartner JC. Um estudo comparativo da remoção da smear layer utilizando diferentes sais de EDTA. Journal of Endodontics. 2000 Dec 1;26(12):739-43.
155. Albrecht LJ, Baumgartner JC, Marshall JG. Avaliação da remoção de detritos apicais utilizando vários tamanhos e cones de limas ProFile GT. Journal of endodontics. 2004 Jun 1;30(6):425-8.
156. Boutsioukis C, Lambrianidis T, Kastrinakis E. Irrigant flow within a prepared root canal using various flow rates: a computational fluid dynamics study. International Endodontic Journal. 2009 Feb;42(2):144- 55.
157. Gao Y, Haapasalo M, Shen Y, Wu H, Li B, Ruse ND, Zhou X. Development and validation of a three-dimensional computational fluid dynamics model of root canal irrigation. Journal of Endodontics. 2009 Sep 1;35(9):1282-7.
158. Zehnder M. Irrigantes para canais radiculares. Jornal de endodontia. 2006 maio 1;32(5):389-98.
159. Hsieh YD, Gau CH, Kung Wu SF, Shen EC, Hsu PW, Fu E. Registo dinâmico da distribuição do fluido de irrigação nos canais radiculares utilizando a análise de imagens térmicas. Revista Internacional de Endodontia. 2007 Jan;40(1):11-7.
160. Huang TY, Gulabivala K, Ng YL. Um modelo ex-vivo de filme

bio-molecular para avaliar a influência das dimensões do canal e das variáveis de irrigação na eficácia da irrigação. Revista Internacional de Endodontia. 2008 Jan;41(1):60-71.

161. Tay FR, Gu LS, Schoeffel GJ, Wimmer C, Susin L, Zhang K, Arun SN, Kim J, Looney SW, Pashley DH. Effect of vapor lock on root canal debridement by using a side-vented needle for positive-pressure irrigant delivery. Journal of endodontics. 2010 Apr 1;36(4):745-50.
162. Gu LS, Kim JR, Ling J, Choi KK, Pashley DH, Tay FR. Revisão das técnicas e dispositivos contemporâneos de agitação de irrigantes. Journal of endodontics. 2009 Jun 1;35(6):791-804.
163. Ram Z. Eficácia da irrigação dos canais radiculares. Cirurgia Oral, Medicina Oral, Patologia Oral. 1977 Aug 1;44(2):306-12.
164. Wu MK, Wesselink PR. Uma observação primária sobre a preparação e obturação de canais ovais. Revista Internacional de Endodontia. 2001 Mar;34(2):137-41.
165. Schoeffel GJ. O método EndoVac de irrigação endodôntica, parte 2 - eficácia. Dentistry today. 2008 Jan 1;27(1):82-4.
166. Caron G. Eficiência de limpeza dos milímetros apicais de canais curvos utilizando três modalidades diferentes de ativação do irrigante: um estudo SEM. Paris: Universidade de Paris VII. 2007.
167. McGill S, Gulabivala K, Mordan N, Ng YL. A eficácia da irrigação dinâmica utilizando um sistema comercialmente disponível (RinsEndo®) determinada pela remoção de uma "película bio-molecular" de colagénio de um modelo ex vivo. Revista Internacional de Endodontia. 2008 Jul;41(7):602-8.
168. Wiggins S, Ottino JM. Foundations of chaotic mixing (Fundamentos da mistura caótica). Philosophical Transactions of the Royal Society of London. Série A: Ciências Matemáticas, Físicas e de Engenharia. 2004 May 15;362(1818):937-70.
169. Al-Hadlaq SM, Al-Turaiki SA, Al-Sulami U, Saad AY. Eficácia de uma nova agulha de irrigação revestida com escova na remoção de detritos do canal radicular: um estudo de microscopia eletrónica de varrimento. Journal of endodontics. 2006 Dec 1;32(12):1181-

4.
170. Ruddle CJ. Microbrush para uso endodôntico. Washington, DC: Patente dos Estados Unidos 179.617:2001.
171. Weise M, Roggendorf MJ, Ebert J, Petschelt A, Frankenberger R. Quatro métodos para a limpeza de extensões laterais simuladas de canais radiculares curvos: uma avaliação SEM. Int Endod J. 2007;40(12):979-1007.
172. Walters MJ, Baumgartner JC, Marshall JG. Eficácia da irrigação com instrumentação rotativa. Journal of Endodontics. 2002 Dec 1;28(12):837- 9.
173. Setlock J, Fayad MI, BeGole E, Bruzick M. Avaliação da limpeza do canal e da remoção da smear layer após a utilização do sistema de irrigação Quantec-E e da seringa: um estudo comparativo ao microscópio eletrónico de varrimento. Cirurgia Oral, Medicina Oral, Patologia Oral, Radiologia Oral e Endodontologia. 2003 Nov 1;96(5):614-7.
174. Paqué F, Al-Jadaa A, Kfir A. Acumulação de detritos de tecido duro criada pela instrumentação convencional com lima rotativa versus lima auto-ajustável em sistemas de canais radiculares mesiais de molares mandibulares. Revista internacional de endodontia. 2012 maio;45(5):413-8.
175. Tronstad L, Barnett F, Schwartzben L, Frasca P. Eficácia e segurança de um instrumento endodôntico vibratório sónico. Traumatologia dentária. 1985 Abr;1(2):69-76.
176. Ahmad M, Ford TR, Crum LA. Desbridamento ultrassónico de canais radiculares: uma visão sobre os mecanismos envolvidos. Journal of Endodontics. 1987 Mar 1;13(3):93-101.
177. Walmsley AD, Lumley PJ, Laird WR. O padrão oscilatório das limas endodônticas alimentadas por ultra-sons. International Endodontic Journal. 1989 maio;22(3):125-32.
178. Sabins RA, Johnson JD, Hellstein JW. Uma comparação da eficácia de limpeza da irrigação sónica e ultra-sónica passiva de curta duração após a instrumentação manual em canais radiculares de molares. Journal of endodontics. 2003 Oct 1;29(10):674-8.

179. Jensen SA, Walker TL, Hutter JW, Nicoll BK. Comparação da eficácia de limpeza da ativação sónica passiva e da ativação ultra-sónica passiva após instrumentação manual em canais radiculares de molares. Journal of Endodontics. 1999 Nov 1;25(11):735-8.
180. Ruddle C. Desinfeção endodôntica - irrigação por tsunami. Prática Endodôntica. 2008 Feb;11(1):7.
181. Gulabivala K (2006) Comunicação pessoal. novembro
182. Ahmad M, Ford TP, Crum LA, Walton AJ. Desbridamento ultrassónico de canais radiculares: cavitação acústica e sua relevância. Journal of Endodontics. 1988 Jan 1;14(10):486-93.
183. Gutarts R, Nusstein J, Reader A, Beck M. Eficácia de desbridamento in vivo da irrigação ultra-sónica após instrumentação manual-rotativa em molares mandibulares humanos. Journal of Endodontics. 2005 Mar 1;31(3):166-70.
184. Ruddle CJ. Limpeza e modelação do sistema de canais radiculares. Em: Cohen S, Burns RC, eds. Pathways of the pulp (Vias de acesso da polpa). 8ª ed. St Louis: Mosby, Inc; 2002:231-91.
185. Rodig T, Bozkurt M, Konietschke F, Hülsmann M. Comparação do sistema Vibringe com seringa e irrigação ultra-sónica passiva na remoção de detritos de irregularidades simuladas do canal radicular. J Endod 2010;36: 1410-1413
186. Richman MJ. A utilização de ultra-sons na terapia de canais radiculares e na ressecção radicular. J Dent Med. 1957;12:12-8.
187. Martin H, Cunningham WT, Norris JP, Cotton WR. Limagem ultra-sónica versus limagem manual da dentina: um estudo quantitativo. Oral Surg Oral Med Oral Pathol1980;49:79-81.
188. Lev R, Reader AL, Beck M, Meyers W. Uma comparação in vitro da técnica step-back versus uma técnica step-back/ultrassónica durante 1 e 3 minutos. Journal of Endodontics. 1987 Nov 1;13(11):523-30.
189. Archer R, Reader A, Nist R, Beck M, Meyers WJ. Uma avaliação in vivo da eficácia do ultrassom após o preparo step-back em molares inferiores. Journal of Endodontics. 1992 Nov 1;18(11):549-52.

190. Lee SJ, Wu MK, Wesselink PR. A eficácia da irrigação ultra-sónica para remover resíduos de dentina artificialmente colocados a partir de canais radiculares de plástico simulados de diferentes tamanhos. International Endodontic Journal. 2004 Sep;37(9):607-12.
191. Lee SJ, Wu MK, Wesselink PR. A eficácia da irrigação com seringa e ultra-sons para remover detritos de irregularidades simuladas dentro das paredes do canal radicular preparado. International Endodontic Journal. 2004 Oct;37(10):672-8.
192. Reynolds MA, Madison S, Walton RE, Krell KV, Rittman BR. Uma comparação histológica in vitro das técnicas de instrumentação step-back, sónica e ultra-sónica em canais radiculares pequenos e curvos. Journal of endodontics. 1987 Jul 1;13(7):307-14.
193. Pugh RJ, Goerig AC, Glaser CG, Luciano WJ. Uma comparação de quatro sistemas vibratórios endodônticos. Gen Dent 1989;37:296-301
194. walker TL, del Rio CE. Avaliação histológica da instrumentação ultra-sônica e sônica de canais radiculares curvos. J Endod1989;15:49-59.
195. Lumley PJ, Walmsley AD, Walton RE, Rippin JW. Effect of precurvingendosonic files on the amount of debris and smear layer remaining in curved root canals. Journal ofEndodontics. 1992 Dec 1;18(12):616-9.
196. Walmsley AD, Murgel C, Krell KV. Marcas de canal produzidas por instrumentos endosónicos. Endod Dent Traumatol1991 ;7:84-9...
197. Giangrego E. Mudança de conceitos na terapia endodôntica. J Am Dent Assoc 1985; 1 10:470-8.
198. Weller RN, Brady JM, Bernier WE. Eficácia da limpeza ultra-sónica. Jornal de endodontia. 1980 Sep 1;6(9):740-3.
199. Lea SC, Walmsley AD, Lumley PJ, Landini G. Uma nova perspetiva sobre as caraterísticas de oscilação das limas endossónicas utilizadas em medicina dentária. Phys. Med. Biol

2004; 49, 2095- 102.

200. Walmsley AD. Ultrassom e tratamento do canal radicular: a necessidade de avaliação científica. Int Endod J 1987; 20: 105-1 1.

201. Leighton TG . A Bolha Acústica. Nova Iorque 1994 : Academic Press 1-2

202. Roy RA Ahmad M, Crum LA .Mecanismos físicos que regem a resposta hidrodinâmica de uma lima ultra-sónica oscilante. Int Endod J 1994; 27:

203. Brenner MP, Hilgenfeldt S, Lohse D. Sonoluminescência de bolha única. Rev. Mod. Phys 2002; 74: 425- 84.

204. Cameron JA. O efeito da endodontia ultra-sónica na temperatura da parede do canal radicular. Journal of Endodontics. 1988 Nov 1;14(11):554-9.

205. Nusstein J, inventor; Ohio State University, cessionário. Dispositivo dentário ultrassónico. Patente dos Estados Unidos US 6,948,935. 27 de setembro de 2005.

206. Cameron JA. A utilização de hipoclorito de sódio a 4 por cento, com ou sem ultra-sons, na limpeza de canais radiculares imaturos não instrumentados; estudo SEM. Australian Dental Journal. 1987 Jun;32(3):204-13.

207. Carver K, Nusstein J, Reader A, Beck M. Eficácia antibacteriana in vivo dos ultra-sons após instrumentação manual e rotativa em molares mandibulares humanos. Journal of endodontics. 2007 Sep 1;33(9):1038-43.

208. Heard F, Walton RE. Estudo ao microscópio eletrónico de varrimento comparando quatro técnicas de preparação de canais radiculares em canais curvos pequenos. International Endodontic Journal 1997; 30: 323-31

209. Cameron JA. A relação sinérgica entre os ultra-sons e o hipoclorito de sódio: uma avaliação ao microscópio eletrónico de varrimento. J Endod 1987; 13: 541-5.

210. Alacam T. Estudo de microscópio eletrónico de varrimento comparando a eficácia de sistemas de irrigação endodôntica. Int

Endod J 1987;20:287-94.

211. Guerisoli DM, Marchesan MA, Walmsley AD, Lumley PJ, Pecora JD. Avaliação da remoção da smear layer por EDTAC e hipoclorito de sódio com agitação ultra-sónica. Int Endod J 2002;35:418-21.

212. Cheung GSP, Stock CJR. Capacidade de limpeza in vitro do irrigante do canal radicular com e sem endosónicos. Int Endod J 1993; 26, 334-43

213. Ciucchi B, Khettabi M, Holz J. A eficácia de diferentes procedimentos de irrigação endodôntica na remoção da smear layer: um estudo de microscopia eletrónica de varrimento. Int Endod J 1989;22:21-8.

214. Cunningham WT, Martin H, Pelleu Jr GB, Stoops DE. Uma comparação da eficácia antimicrobiana da terapia endosónica e manual do canal radicular. Cirurgia Oral, Medicina Oral, Patologia Oral. 1982 Aug 1;54(2):238- 41.

215. Siqueira Jr JF, Machado AG, Silveira RM, Lopes HP, De Uzeda M. Avaliação da eficácia do hipoclorito de sódio utilizado com três métodos de irrigação na eliminação de Enterococcus faecalis do canal radicular, in vitro. International endodontic journal. 1997 Jul;30(4):279-82.

216. Spoleti P, Siragusa M, Spoleti MJ. Avaliação bacteriológica da ativação ultra-sónica passiva. J. Endod 2003; 29: 12-4

217. Weber CD, McClanahan SB, Miller GA, Diener-West M, Johnson J . O efeito da ativação ultrassónica passiva do irrigante de clorexidina a 2% ou hipoclorito de sódio a 5,25% na atividade antimicrobiana residual nos canais radiculares. J Endod 2003; 29: 562-4

218. Metzler R, Montgomery S (1989) A eficácia dos ultra-sons e do hidróxido de cálcio para o desbridamento de molares inferiores humanos. Journal of Endodontics Is,373- 8.

219. Ahmad M. Medições da temperatura gerada pela lima ultra-sónica in vitro. Endod Dent Traumatol 1990; 6: 230-1.

220. van der Sluis LWM, wu MK, WesselinkPR. A eficácia da

irrigação ultra-sónica para remover resíduos de dentina artificialmente colocados em canais radiculares humanos preparados com instrumentos de conicidade variável. Int Endod J 2005; 38: 764-8.

221. Mayer BE, Peters OA, Barbakow F (2002) Efeitos dos instrumentos rotativos e da irrigação ultra-sónica nos detritos e na pontuação da camada de esfregaço: um estudo de microscopia eletrónica de varrimento. Int. Endod J 2002; 35: 582-9.

222. Cameron JA. A utilização de ultra-sons na remoção da camada de esfregaço: um estudo ao microscópio eletrónico de varrimento. J Endod 1983; 9:289-92

223. Goodman A, Reader A, Beck M, Melfi R, Meyers W. Uma comparação in vitro da eficácia da técnica step-back versus uma técnica step-back/ultrassónica em molares mandibulares humanos. J Endod 1985;1 1 :249-56.

224. Türkün M, Cengiz T. The effects of sodium hypochlorite and calcium hydroxide on tissue dissolution and root canal cleanliness. Revista internacional de endodontia. 1997 Sep;30(5):335-42.

225. Pitt WG. Remoção de biofilme oral por fenómenos sónicos. Revista americana de odontologia. 2005;18(5):345-52.

226. Hülsmann M, Hahn W. Complicações durante a irrigação do canal radicular - revisão da literatura e relatos de casos. Revista internacional de endodontia. 2000 maio;33(3):186-93.

227. Lussi A, Nussbacher U, Grosrey J. Uma nova técnica não instrumentada para a limpeza do sistema de canais radiculares. Journal of Endodontics. 1993 Nov 1;19(11):549-53.

228. Fukumoto Y, Kikuchi I, Yoshioka T, Kobayashi C, Suda H. Uma avaliação ex vivo de uma nova técnica de irrigação do canal radicular com aspiração intracanal. Int Endod J 2006

229. Shuping GB, 0rstavik D, Sigurdsson A, Trope M. Redução de bactérias intracanais utilizando instrumentação rotativa de níquel-titânio e vários medicamentos. Jornal de endodontia. 2000 Dec 1;26(12):751-5.

230. Ardila CN, Wu MK, Wesselink PR. Percentagem de área de canal

preenchida em molares inferiores após a instrumentação convencional do canal radicular e após uma técnica de não-instrumentação (NIT). International Endodontic Journal. 2003 Sep;36(9):591-8.

231. Schoeffel GJ. O método EndoVac de irrigação endodôntica: Parte 2- eficácia. Dent Today

232. Nielsen BA, Baumgartner CJ. Comparação do sistema EndoVac com a irrigação por agulha dos canais radiculares. J Endod2007;33:611-5.

233. Friedman S. Prognóstico da endodontia inicial. Endod Top. 2002;2:59-88

234. Tinaz AC, Alacam T, Uzun O, Maden M, Kayaoglu G. O efeito da interrupção da constrição apical na extrusão periapical. J Endod. 2005;31 (7):533-5

235. Metzger Z, Teperovich E, Zary R, Cohen R, HofR. A lima auto-ajustável (SAF). Parte I: RO espectando a anatomia do canal radicular - um novo conceito de limas endodônticas e sua implementação. J Endod2010;36:679-90

236. Metzger Z, Kfir A, Abramovitz I, Weissman A, Solomonov M. O sistema de ficheiros auto-ajustável. ENDO (LondEng). 2013 Sep 1;7:189-210.

237. HofR, Perevalov V, Eltanani M, Zary R, Metzger Z. O ficheiro auto-ajustável (SAF). Parte 2: Análise mecânica. J Endod2010;36:691-6.

238. Haapasalo HK, Sirén EK, Waltimo TM, Orstavik D, Haapasalo MP. Inativação de medicamentos locais para os canais radiculares pela dentina: um estudo in vitro. Revista internacional de endodontia. 2000 Mar;33(2):126-31.

239. Camps J, Pashley DH. Ação tampão da dentina humana in vitro. Jornal de Odontologia Adesiva. 2000 Mar 1;2(1).

240. Portenier I, Waltimo T, 0rstavik D, Haapasalo M. The susceptibility of starved, stationary phase, and growing cells of Enterococcus faecalis to endodontic medicaments.JEndod 2005 1:380-6

241. Haapasalo M, Shen Y, Qian W, Gao Y. Irrigação em endodontia. Dental Clinics. 2010 Abr 1;54(2):291-312.
242. Lin J, Shen Y, Haapasalo M. Um estudo comparativo da remoção de biofilme com instrumentos manuais, rotativos de níquel-titânio e de lima auto-ajustável, utilizando um novo modelo de biofilme in vitro. J Endod2013;39:658-63.
243. Capar ID, Ozcan E, Arslan H, ErtasH, Aydinbelge HA. Efeito de diferentes métodos de irrigação final na remoção de hidróxido de cálcio de um sulco padronizado artificial no terço apical dos canais radiculares. J Endod2014;40:451-4.
244. Kunert GG, Camargo Fontanella VR, de Moura AA, Barletta FB. Análise do transporte radicular apical associado aos instrumentos ProTaper Universal F3 e F4 por meio da radiografia digital de subtração.
245. Hülsmann M, Bluhm V. Eficácia, capacidade de limpeza e segurança de diferentes instrumentos rotativos de NiTi no retratamento de canais radiculares. Int Endod J 2004;37:468-76
246. Versümer J, Hülsmann M, Schafers F. Um estudo comparativo da preparação do canal radicular utilizando os instrumentos rotativos ProFile. 04 e Lightspeed instrumentos rotativos de Ni-Ti. International Endodontic Journal. 2002 Jan;35(1):37-46.
247. Gambarini G, Laszkiewicz J. Um estudo de microscopia eletrónica de varrimento dos detritos e da camada de esfregaço remanescente após a utilização de instrumentos rotativos GT. International Endodontic Journal. 2002 maio;35(5):422-7.
248. Paqué F, Musch U, Hülsmann M. Comparação da preparação do canal radicular utilizando os instrumentos rotativos de Ni-Ti RaCe e ProTaper. Int Endod J 2005;38:8-16
249. Y.Kimura, P. Wilder -Smith, K.Matsumoto.Lasers em endodontia revisão.lntEndod J.2000; 33:173-185
250. Pini R, Salimbeni R, Vannini M, Barone R, Clauser C. Medicina dentária a laser: uma nova aplicação do excimer laser na terapia de canais radiculares. Lasers em cirurgia e medicina. 1989;9(4):352-7.

251. Schoop U, Kluger W, Moritz A, Nedjelik N, Georgopoulos A, Sperr W. Bactericidal effect of different laser systems in the deep layers of dentin. Lasers Surg Med. 2004; 1 1-6.
252. Miserendino LJ, Neiburger EJ, Valia H. Os efeitos térmicos da exposição ao laser de C02 de onda contínua em dentes humanos: um estudo in vitro. J Endod 1989; 15:383-6
253. Dederich D, Zachareinsen K, Tulip J. Análise ao microscópio eletrónico de varrimento da dentina da parede do canal radicular após irradiação com laser de neodium yttrium garnet.JEndod 1984;10:42
254. Liu HC, Lin CP, Lan WH. Profundidade de selamento do laser Nd: YAG em túbulos dentinários humanos. Journal of endodontics. 1997 Nov 1;23(11):691-3.
255. KaitsasV, Fonzi L, Benedicenti S, Barone M. Effects of Nd: YAG laser irradiation on the root canal wall dentin of human teeth: a SEM study. Boletim do GIRSO. 2001;43(3):87-92.
256. Varella CH, Pileggi R. Obturação do sistema de canais radiculares tratados com irradiação laser de Cr, Er: YSGG. Journal of endodontics. 2007 Sep 1;33(9):1091-3.
257. George R, Meyers IA, Walsh LJ. Ativação laser de irrigantes endodônticos com pontas de fibra laser cónicas melhoradas para remoção da camada de smear layer no terço apical do canal radicular. Jornal de endodontia. 2008 Dec 1;34(12):1524-7.
258. De Moor RJ, Meire M, Goharkhay K, Moritz A, Vanobbergen J. Eficácia da irrigação ultra-sónica versus irrigação activada por laser para remover tampões de detritos de dentina colocados artificialmente. Jornal de endodontia. 2010 Sep 1;36(9):1580-3.
259. Macedo R.G., Wesselinkl P. R., Zaccheo F., Fanali D., van der Sluis LWM. Taxa de reação do hipoclorito de sódio em contacto com a dentina bovina: efeito da ativação, tempo de exposição, concentração e pH. Int Endod J 2010; 43: 1 108-1 1 15
260. DiVito E, Peters OA, Olivi G Eficácia do laser Erbium:YAG e do novo desenho de pontas radiais e desnudadas na remoção da smear layer após a instrumentação do canal radicular. Lasers Med Sci.

201 1
261. Wilson M. Wilson H. Tratamento com laser. Patente US 5,61 1,793, 1997
262. Wilson M. Photolysis of oral bacteria and its potential use in the treatment of caries and periodontal disease (Fotólise de bactérias orais e sua potencial utilização no tratamento de cáries e doenças periodontais). J ApplBacteriol 2010; 3 ;112-113
263. Wilson M. Bactericidal effect of laser light and its potential use in the treatment of plaque-related diseases. Int Dent 1 1994; 45; 113-116
264. OchsnerM. Processos fotofísicos e fotobiológicos na terapia fotodinâmica em tumores. J PhotochemPhotobiol B 1997: 39: 1-18
265. Komerik N. Wilson M. Factors influencing the susceptibility of Gramnegative bacteria to to toluidine blue 0-mediated lethal photosensitisation. J ApplMicrobiol 2002: 92:6
266. Lee MT. Desinfeção fotoactivada de E. foecolrs em canais radiculares utilizando lasers. Tese de Mestrado. Santa Lúcia: Universidade de Queensland; 2008-23
267. Sen BH. Piskin B, Demirci T. Observação de bactérias e fungos em canais radiculares e túbulos dentinários infectados por SEM. Endod Dent Traumatol 1995; I l : 6-9
268. Stringer GJ, Bird PS. Walsj LJ. Morte por laser/corante de Strepwocccamuions em fatias transversais e longitudinais de dentina. J Dent Res 1999; 78:95 1. 79.
269. Stringer Gl. Fotossensibilização laser letal no tratamento da cárie dentária. Tese de mestrado. Santa Lúcia. Queensland: Universidade de Queensland: 1999. 80.
270. Huth KC, Quirling M, Maier S, Kamereck K, Alkhayer M, Paschos E, Welsch U, Miethke T, Brand K, Hickel R. Eficácia do ozono contra microrganismos endodontopatogénicos num modelo de biofilme do canal radicular. Revista Internacional de Endodontia. 2009 Jan;42(1):3-13.
271. Lussi A, Nussbacher U, Grosrey J. Uma nova técnica não

instrumentada para a limpeza do sistema de canais radiculares. Journal of Endodontics. 1993 Nov 1;19(11):549-53.

272. Haapasalo M, Wang Z, Shen Y, Curtis A, Patel P, Khakpour M. Dissolução de tecidos por um novo sistema de limpeza multissónico e hipoclorito de sódio. Jornal de endodontia. 2014 Aug 1;40(8):1178-81.
273. Mehdipour O, Kleier DD, Averbach DR, Kleier DJ, Averbach RE. Anatomia dos acidentes com hipoclorito de sódio. escolha. 2007;5(8):9.

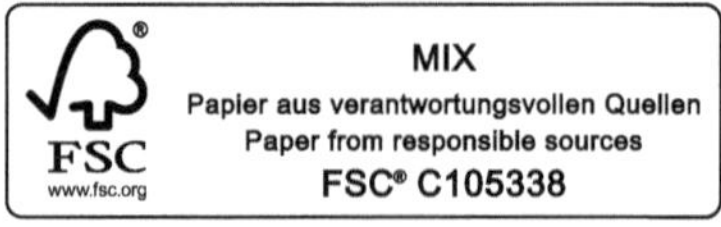

Printed by Books on Demand GmbH, Norderstedt / Germany